PARI VAR TAN

Copyright © 2022
por Sri Prem Baba

Todos os direitos desta publicação reservados à Maquinaria Editorial. Este livro segue o Novo Acordo Ortográfico de 1990.

É vedada a reprodução total ou parcial desta obra sem a prévia autorização, salvo como referência de pesquisa ou citação acompanhada da respectiva indicação. A violação dos direitos autorais é crime estabelecido na Lei n. 9.610/98 e punido pelo artigo 194 do Código Penal.

Este texto é de responsabilidade do autor e não reflete necessariamente a opinião da Maquinaria Sankto Editora e Distribuidora LTDA.

DIRETOR EXECUTIVO
Guther Faggion

DIRETOR DE OPERAÇÕES
Jardel Nascimento

DIRETOR FINANCEIRO
Nilson Roberto da Silva

PUBLISHER
Renata Sturm

EDITORA
Gabriela Castro

EDITORA ASSISTENTE
Vanessa Nagayoshi

REVISÃO
Laura Folgueira
e Laila Guilherme

ORGANIZAÇÃO DE CONTEÚDOS
Pedro Camilo

DIREÇÃO DE ARTE
Rafael Bersi
e Matheus Costa

FOTÓGRAFA
Thaís Rebello

DADOS INTERNACIONAIS DE CATALOGAÇÃO NA PUBLICAÇÃO (CIP)
ANGÉLICA ILACQUA – CRB-8/7057

BABA, Prem. 1965-
  Parivartan: a transformação para uma nova consciência / Sri Prem Baba.
São Paulo: Maquinaria Sankto Editora e Distribuidora LTDA., 2022.
    240p.
    ISBN 978-65-88370-76-6

  1. Desenvolvimento pessoal 2. Espiritualidade
  I. Título

22-4976   CDD 158.1

ÍNDICE PARA CATÁLOGO SISTEMÁTICO:

1. Desenvolvimento pessoal

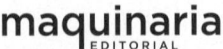

R. Leonardo Nunes, 194 – Vila Clementino
São Paulo – SP – CEP: 04039-010
www.mqnr.com.br

SRI PREM BABA

PARI VAR TAN

A TRANSFORMAÇÃO PARA
UMA NOVA CONSCIÊNCIA

PARIVA

Este livro é o resultado da organização de palestras de Sri Prem Baba. Em um primeiro momento, este material surgiu com o intuito de ser um manual para os alunos de Sri Prem Baba, mas sentimos que havia conteúdos bem importantes que poderiam contribuir imensamente para o público de buscadores espirituais em geral.

SUMÁRIO

APRESENTAÇÃO 11

INTRODUÇÃO 17

PRIMEIRA PARTE – A TRANSIÇÃO PLANETÁRIA

    Entendendo o momento atual 27

    A nova realidade 33

    A era da tecnologia 40

    As eras na Cosmovisão Védica 44

    A revolução da consciência 48

    Mapeando o que atrapalha você na transição 55

    Desmascarando o sistema de crenças da carência afetiva 67

SEGUNDA PARTE – O CHAMADO PARA A TRANSFORMAÇÃO

    Nova consciência para os sistemas da sociedade 75

    Uma nova realidade para os relacionamentos 81

Como preparar as crianças
para a nova realidade 102

Uma nova forma de se relacionar
com a natureza 117

Uma nova economia com uma
nova consciência 128

Entretenimento: uma cultura que
promova mais consciência 151

TERCEIRA PARTE – A NOVA CONSCIÊNCIA ESPIRITUAL

A base da sustentação da nova realidade 163

Sankalpa de *Sachcha Baba* 168

Resumo do diálogo com Deus 216

EPÍLOGO 223

SOBRE O AUTOR 227

GLOSSÁRIO 229

DJAGÔ ACADEMIA DO DESPERTAR 239

Dedico este livro ao guerreiro do amor que habita você. Espero que encontre compreensão sobre os nossos tempos e o conforto necessário para nutrir sua vida com propósito.

APRESENTAÇÃO

Quando chega o momento de se transformar em borboleta, a lagarta cria um casulo onde se recolhe até que a metamorfose se complete. Certa vez, em sua fase final de transição, a lagarta começou a romper o casulo. A borboleta estava quase completa. Poucos fios ainda a mantinham presa ao casulo. Um homem que passava ficou compadecido ao ver a borboleta presa e cortou os fios que a prendiam. A borboleta conseguiu se libertar do casulo, porém nunca pôde voar, pois seu processo de transformação não havia sido completado.

Essa fábula nos traz uma grande lição de vida: o processo de transformação demanda tempo e envolve dor, sofrimento, desconstrução de um jeito de ser, de um estilo de vida, para poder criar algo completamente novo.

Eu venho utilizando a metáfora da lagarta para falar sobre a autotransformação, que cabe tanto na esfera pessoal quanto na esfera coletiva. Estar em uma transição significa estar no meio de um processo de desconstrução e reconstrução — assim como a borboleta, que se mantém dentro do casulo o tempo que for necessário para completar sua metamorfose. A transição do antigo para o novo implica inúmeros desafios para quem está encarnado neste ciclo do tempo. Portanto, viver nos nossos tempos requer que aceitemos as transformações e nos adaptemos ao novo, ao que está nascendo. Ao se apoiar nesses dois pontos, vejo que é possível caminhar em equilíbrio por este momento tão único da nossa história.

Ao ver o nosso mundo em profundas transformações, a aceitação da impermanência é a chave para não entrarmos em crise, pois tudo parece desmoronar diante dos nossos olhos, e nada que antes garantia a estabilidade e dava confiança parece seguir firme. Porém, ao mesmo tempo que precisamos aceitar o fim do velho, como lidar com a angústia de não saber o que vem pela frente? E qual é o nosso papel na construção desse novo que não sabemos como é?

Costumo dizer que estamos passando por uma "atualização do nosso sistema", como um *download* de uma nova consciência que nos permitirá dar um salto evolutivo enquanto humanidade. Na verdade, ou evoluímos em consciência, ou este planeta viverá o maior desencarne coletivo jamais visto. Digo isso não para assustar, mas para tomarmos consciência da urgência de nos unirmos para evitar que tenhamos esse destino — e porque acredito profundamente no potencial amoroso que habita em todos os seres humanos. Todo o trabalho que realizo tem como objetivo ajudar as pessoas a dar um salto de consciência.

Para contribuir com todos aqueles que também percebem que tem algo de relevante acontecendo no mundo hoje e sentem no coração a vontade de somar nessa grande revolução, dividi alguns dos meus ensinamentos nas três partes deste livro, que podem ser vistas como três aspectos que nos conduzem à nova realidade: onde estamos e por que criamos a realidade em que vivemos? Como mudamos a realidade atual? Qual é a nova realidade?

Na primeira parte deste livro, vamos mergulhar na compreensão conceitual sobre o que é a mudança de realidade que está acontecendo, conhecida como *Parivartan* na cultura védica. Vamos estudar o que isso significa no nível da nossa alma e no nível do nosso corpo, analisando os sintomas físicos e espirituais dessa mudança. Nessa parte do livro, vamos compreender o lugar a que a humanidade chegou e por que precisamos mudar de direção.

Na segunda parte, vamos estudar as cinco áreas práticas da nossa vida em sociedade que considero precisarem de uma transformação para podermos de fato manifestar a nova realidade, que são: relacionamento, educação, natureza, economia e entretenimento.

Na terceira e última parte, vamos mergulhar na espiritualidade como base das transformações para uma nova consciência, que permite o nascimento de uma nova realidade. Vamos estudar detalhes de alguns aspectos dos conhecimentos transmitidos pela linhagem *Sachcha*, que tenho agora a possibilidade de tornar mais acessíveis para a cultura ocidental. Vamos beber diretamente da fonte da sabedoria da verdade, abrindo as portas para mantermos acesa a chama da conexão com o plano celestial, nos afinando com os códigos divinos da prosperidade e da abundância, dando passagem para uma vida alinhada com o propósito maior e trazendo luz para o jogo da alegria. Essa parte do livro é onde ajustamos o rumo da embarcação, com o direcionamento para aquilo que somos de verdade. Aqui focaremos em compreender o que a existência quer de nós.

Sinto que, aprofundando essas três áreas, faço minha contribuição para que você tenha uma perspectiva mais ampla do jogo divino que estamos sendo convidados a jogar neste momento. Ao compreender as regras desse jogo, vejo que fica mais fácil realizar essa travessia, identificar o nosso papel no mundo e atuar com maior clareza e assertividade nos nossos passos. Este livro é a minha contribuição para ganharmos em escala o despertar da consciência amorosa do ser humano, para enfim conseguirmos criar as bases de uma vida com mais harmonia e amor neste planeta.

INTRODUÇÃO

O CAMINHO DA AUTORREALIZAÇÃO ESPIRITUAL

Fico feliz quando as pessoas que se conectam com meus ensinamentos têm clareza do caminho de desenvolvimento que eu proponho. Acredito que seja importante que cada um consiga se localizar no meu método. O conhecimento ou a ciência da autorrealização nos foram transmitidos pelos *Rishis*, sábios que viveram na Índia há muito tempo, dominavam o sânscrito e conseguiram codificar determinadas fórmulas de acesso a quadrantes da consciência. É uma ciência que precisa ser estudada por aqueles que estão querendo liberação espiritual. Se você quer se libertar espiritualmente, em algum momento inevitavelmente vai estudar aspectos do yoga ou dos Vedas (escrituras sagradas).

Vou fazer uma breve recapitulação do processo de autodesenvolvimento que proponho para auxiliar aqueles que trilham por esse caminho. Como em todo trajeto, existe um início. Os primeiros passos da jornada da autorrealização são focados na cura das feridas emocionais. É um trabalho de cura da criança ferida, de libertação do passado, pois o passado precisa ser reduzido a nada. Enquanto o passado tiver protagonismo em sua vida, você será vítima dele, por meio de repetições de comportamentos negativos que surgem do mecanismo da projeção. Você projeta seu passado nas pessoas dos seus círculos de relacionamentos. Enquanto houver mágoas e ressentimentos devido aos choques de humilhação, rejeição e abandono, você estará sujeito a projeções através dos relacionamentos.

É esse passado que possibilita que o outro tenha poder sobre você, que torna você uma pessoa carente, escravo da necessidade de atenção do outro. Com isso, você acha que precisa fingir ser o que não é para agradar e, consequentemente, se sentir amado e aceito, o que leva a um equívoco de identidade: acreditamos ser o que não somos. Outro nome para isso é escravidão, pois é como ser escravo da necessidade de ser aceito, reforçando a crença sobre quem somos, e assim entramos em um círculo vicioso destrutivo. Um dos aspectos mais destrutivos desse círculo é a crença de sermos vítimas indefesas. Da vítima, oscilamos facilmente para o acusador e/ou abusador de poder e facilmente voltamos para a vítima.

E como você cura isso? Encarando, olhando, se conscientizando, lidando com os sentimentos reprimidos, colocando para fora as lágrimas não derramadas e os protestos não enunciados, derrubando as barreiras que separam você dessas outras partes de si mesmo. Mas principalmente se responsabilizando pelo seu sofrimento e suas limitações. Todos nós carregamos partes de nossa personalidade que estão fragmentadas. Sempre há uma parte em nós que não aceitamos, da qual sentimos vergonha, pois ainda não chegamos a um acordo com ela. Nas fases iniciais da jornada, procuramos integrar essas partes e nos conscientizamos daquilo que nos causa vergonha e repressão.

Por mais fundamental que seja a cura da criança ferida, ou a ressignificação do passado, não é ainda a parte mais importante do trabalho, é a fundação de uma casa. Mas a casa que só tem fundação não é casa, é uma fundação. Para ser casa tem que ter parede, telhado, móveis e decoração. Ao mesmo tempo, é nessa fundação, nesse "trabalho de cura", que normalmente tomamos consciência da mecânica do "não" ou do sabotador da felicidade que nos habita; é quando normalmente temos a chance de perceber como temos negado o prazer, a prosperidade, o amor e a liberdade.

O Ser que somos é descrito nas escrituras sagradas como *sat-chit-ānanda*, que é existência, consciência e bem-aventurança. Em uma linguagem mais próxima, podemos chamar de prosperidade, amor, alegria, liberdade e saúde. Tudo aquilo que constrói e une pode ser identificado como Ser ou como aspectos dele. Mas fomos, ao longo da vida, criando capas que encobrem essa verdade. E como é que temos criado essas capas que encobrem a verdade maior, que somos prosperidade, amor, saúde, harmonia, vida e unidade?

O "não" para essa verdade do que somos é uma criação mental. São os mecanismos de defesa criados para nos proteger dos choques de dor. O "não" é um protesto contra a vida, é uma forma distorcida de chamar atenção, como se estivesse dizendo "estou aqui". Como disse anteriormente, embora seja fundamental conhecer e compreender isso, essa ainda não é a parte mais importante da jornada, pois na sequência do caminho precisaremos transitar do "não" para o "sim", precisaremos remover essas capas ilusórias feitas de pensamentos e emoções e começar a manifestar o "sim".

Neste livro, o meu método de trabalho também está refletido. Na primeira parte, eu aplico aspectos do método de cura ao nosso coletivo, pois obviamente uma sociedade composta por indivíduos que vivem presos dentro de um sistema de crenças destrutivas vai reproduzir sistemas que vão propagar a destruição, como veremos na economia, na natureza, na educação, nos nossos relacionamentos e no entretenimento. Em cada um desses temas, revelarei as origens da doença e suas crueldades, os "nãos" que são a base desses sistemas, mostrarei o que precisa ser modificado para acessar uma nova consciência e criar sistemas baseados no "sim".

Tendo compreendido isso, poderemos nos mover para outras etapas da jornada, que dizem respeito a como se harmonizar com as frequências do "sim". Como sustentar o "sim", como colocar cada molécula do corpo de acordo com a vontade divina, que é a vontade do Ser. Então, vamos quebrando as barreiras que nos separam de nós mesmos, unindo nossas partes fragmentadas, que nos levam a romper com o que nos separa dos outros, até que possamos quebrar as barreiras que nos separam do Divino.

Esse é o caminho, e existe um mapa claro. Não estou inventando nada, estou apenas traduzindo aquilo que foi transmitido pelos *rishis* há milênios — conhecido com o nome de *Sanatana Dharma*, que é o caminho da autorrealização, a religião eterna — em uma linguagem mais adaptada à cultura ocidental, para facilitar o entendimento daqueles que não tiveram a chance de estudar esses textos sagrados. Não é uma questão de somente ler os textos sagrados: eles precisam ser transmitidos da boca de alguém que os recebeu. A religião no sentido correto da palavra vem do latim e significa *religare*, que é a união da alma individual com o absoluto, o caminho de volta para casa.

Aquilo que conhecemos como destino é construído por nossas ações, que são motivadas por nossa vontade gerada a partir dos nossos desejos mais profundos que, por sua vez, nascem do nosso entendimento da vida, daquilo que fomos programados e está registrado em nosso subconsciente. Essa reprogramação, ou seja, mudança de rota do destino, é possível, desde que você reprograme o seu subconsciente, começando com a libertação do encantamento com o passado.

Compreenda que estamos nos preparando há algum tempo para transitar do "não" para o "sim", da intencionalidade negativa e da autodestruição para a intencionalidade positiva, a fim de nos amarmos de fato e querer o bem para nós mesmos, iluminando as diferentes áreas da vida: profissão, dinheiro, sexo, relações afetivas, relações de amizade, família, saúde, espiritualidade, e ter o "sim" fluindo em todas elas.

Então entenda que o caminho que vamos percorrer neste livro segue esse método. Na primeira parte, teremos o diagnóstico do que está acontecendo com o mundo nesse período de transição. Na segunda, vamos aplicar o método de cura para destrinchar áreas importantes da nossa vida em sociedade, que estão provocando a "destruição", por estarem ligadas aos nossos "nãos". E, por último, na terceira parte, vamos além, buscando uma conexão mais profunda com o Divino, abrindo nosso coração para recebermos o "sim", aprendendo a afinar o nosso Ser com as frequências superiores, para enfim conseguirmos sustentar a consciência na nova realidade.

Que este livro seja uma inspiração para você seguir em frente.

BOA LEITURA!

PRIMEIRA PARTE
—

A TRANSIÇÃO PLANETÁRIA

ENTENDENDO O MOMENTO ATUAL

Estamos vivendo um período único de transformação na história. É como se, há milênios, a humanidade remasse em um barco na mesma direção, e agora o destino a trouxe até aqui: o momento da grande transformação que pede um ajuste de rota para esse barco não naufragar. Algumas pessoas já perceberam essa necessidade e passaram a remar para outra direção. Mas muitas ainda seguem na remada antiga.

Esse período é chamado de *Parivartan*, uma palavra em sânscrito que significa "transformação" e refere-se mais especificamente à transição planetária, que é uma grande mudança em massa da consciência humana. Viver o *Parivartan* envolve se libertar da maneira antiga de remar e aprender a navegar de um novo jeito. Quando eu digo *remar*, me refiro a uma forma de viver. E essa transformação começa dentro de nós.

Essa transição do antigo para o novo implica inúmeros desafios para quem está encarnado neste ciclo do tempo. Estar numa transição significa que estamos no meio de um processo de desconstrução e reconstrução. Em outras palavras, o *Parivartan* é a transformação do medo em confiança, do sofrimento em alegria, do egoísmo em altruísmo. Por isso é tão desafiador, já que, devido aos nossos apegos, medos e dependências, é preciso ter uma boa dose de aceitação da impermanência daquilo que é desconstruído e um fino alinhamento com o que está em construção, como, por exemplo, o nosso modelo de casamento e o sistema de educação. A união baseada em aparências, segredos, mentiras, apegos e julgamentos, que chamo de "velho casamento", está se desconstruindo e dando lugar ao "novo casamento", uma relação transparente, honesta e de reciprocidade verdadeira. Na educação, o que está sendo construído é a ideia de um ensino que atenda à necessidade real do ser humano, que é ser feliz, aprendendo a desenvolver habilidades socioemocionais e a lidar com seus conteúdos internos e não apenas com conhecimentos materiais.

E não tem como escaparmos disso. Já estamos vivendo o *Parivartan*. Por exemplo, do ponto de vista esotérico, o desaparecimento dos continentes Atlântida e Lemúria, que, segundo teorias, aconteceu há milhões de anos, foi fruto de um período de transformação que o planeta já viveu. Se dessa vez não aprendermos a lição, há grandes chances de isso acontecer novamente.

É preciso compreender que absolutamente tudo neste plano está em constante mudança. Podemos dizer que a transitoriedade é a marca principal da existência na Terra. O nascer e o morrer são uma constante: a manhã se transforma no meio do dia, que se transforma na tarde, que se transforma na noite. Dentro de cada período, existem ciclos menores de transição. É como as nossas células, que estão se renovando a cada instante. Durante a vida, desenvolvemos apegos a crenças, situações, lugares, pessoas e até mesmo experiências. Mas tudo aquilo que foi criado neste plano tem prazo de validade. Por isso o tempo todo somos convidados a desapegar do velho e a receber o novo.

Existem pequenas transições que nos preparam para as grandes; perdas simples que nos preparam para as mais difíceis; recomeços menores que nos preparam para os maiores.

Estamos aprendendo a cada instante a morrer e a aceitar que tudo ao nosso redor morre. Tudo se acaba e se desfaz, não importa quão grandes ou quão belos tenham sido enquanto vivos. Considero que essa seja a principal marca desse plano da existência. Portanto, é preciso chegar a um acordo com a lei espiritual para sermos capazes de realizar o desapego.

Quando digo lei espiritual estou me referindo ao *Dharma*, uma palavra em sânscrito que significa "lei da existência", aquilo que a tudo sustenta. É como se o mundo espiritual tivesse sua própria constituição. A lei de causa e efeito, por exemplo, é uma das leis que o compõem: o que plantamos neste universo é o que colhemos. Se você planta abacaxi, você colhe abacaxi. O que acontece é que muitas vezes plantamos abacaxi esperando colher tomate. Nem sempre temos a consciência de que o que vem para nós é fruto das nossas ações, justamente porque estamos apegados à ideia de que fomos injustiçados. Por isso reforço a importância de chegar a um acordo com a lei espiritual. Quando a compreendemos, somos capazes de realizar o desapego.

Dentro do universo do yoga ou do vedismo, que é uma das tradições que me inspiram, nosso corpo possui diferentes dimensões: física, que é feito de alimentos; energética, feito de energia; emocional, feito de emoções; mental, feito de estruturas psíquicas.

Assim como no corpo físico temos uma corrente sanguínea, um sistema de veias e artérias, no corpo sutil, temos um sistema de condutos (*nadis*) por onde circula a energia, que chamamos de energia *prana*. O corpo sutil é por onde acessamos a realidade.

Estamos passando por uma transformação planetária que afeta diretamente nossos corpos sutis e traz consequências materiais que têm gerado crises sociais, políticas, econômicas, ambientais e várias outras situações alarmantes que nos desafiam. Isso pode provocar angústias profundas pela incerteza do amanhã. O apego ao velho mundo está se quebrando, e muitas rupturas estão acontecendo. Mas é justamente a partir dessas crises que nasce uma nova consciência, de perspectivas incríveis. É para isso que o *Parivartan* vem: esse fenômeno espiritual está causando uma transformação na cultura global, abrindo os nossos olhos para compreendermos a profundidade de por que habitamos este mundo, mostrando que existe uma razão maior para estarmos aqui, que não apenas comprar, comer e dormir.

O momento nos obriga a desconstruir nosso sistema de crenças e ideias e a forma como compreendemos o planeta, mesmo que isso nos cause sentimentos difusos e muitas vezes difíceis de administrar. Se soubermos aproveitar essa oportunidade para desconstruir o egoísmo, lançando luz à ignorância, vamos conseguir passar nesse teste de humanidade. Apesar de ser um fenômeno que desestrutura os sistemas da nossa vida, o *Parivartan* é a chance de, dentro dessas lacunas deixadas pelos abalos sísmicos, nos tornarmos seres humanos melhores.

Em todas as práticas, nas cerimônias, nos rituais diários da linhagem *Sachcha*, que é a minha linhagem espiritual, evocamos o *Parivartan*. Terminamos as orações dizendo: "*Parivartan, Dayalu Bhav Se Ho*", que é um pedido para que a transformação venha com doçura, compaixão e gentileza. Não sabemos se de fato uma transformação dessa magnitude pode acontecer de forma gentil por conta dos nossos apegos, mas seguimos pedindo. Se quisermos de fato dissolver as causas de todos os sofrimentos, guerras e conflitos do mundo, vamos precisar compreender e aceitar que tais transformações fazem parte da existência. Chegou a hora de tomarmos consciência da urgência de seguir um novo caminho, para que a embarcação da humanidade consiga mudar sua rota e caminhar em direção a uma nova realidade.

A NOVA REALIDADE

Em aproximadamente 10 mil anos de história, não fomos capazes de virar a chave da nossa mente. Vieram vários mestres, como Krishna, Buda e Jesus, que trouxeram os ensinamentos de como transcender a nossa ignorância e as nossas limitações, mas apenas pequena parte conseguiu de fato compreendê-los. É como se uma força gravitacional agisse sobre nós: fomos tão condicionados a tratar o mal com o mal e a pensar apenas em nós mesmos que até hoje não conseguimos expandir a nossa consciência para além desses limites. Se olharmos para trás, veremos que a nossa história até hoje não se livrou dessa escuridão.

Quando ligamos o noticiário, temos a sensação de que o mundo está acabando. Desastres ecológicos, aquecimento global, corrupção, crises econômicas, pandemia e guerras têm nos tirado o sono. Temos a impressão de que fracassamos no último milênio como humanidade, chegando ao ponto de achar que a extinção da nossa espécie é uma possibilidade bastante real. A maioria das pessoas não consegue parar para refletir sobre isso, porque está lutando pela sobrevivência. Já outras estão mais sensíveis e se questionam: "O que está acontecendo?".

Esse jeito de enxergar o mundo, no entanto, se expressa na forma de medo, desconfiança, ansiedade, depressão e doenças que aparecem misteriosamente e nem mesmo médicos entendem muito bem. Muitas pessoas são guiadas por credos religiosos que alegam ser o fim do mundo. Outras, apesar de céticas, sofrem do mesmo jeito ou até mais, porque não conseguem ter sequer uma referência do que pode estar acontecendo, só enxergam que tudo está de ponta-cabeça.

Fazendo uma leitura mais profunda sobre o momento que estamos vivendo neste planeta, identifico uma grande transição, não só planetária, mas cósmica, que impacta tremendamente a nossa alma e a maneira como vivemos e nos organizamos em sociedade. Estamos no momento em que a onda de transformação, que vem se formando há muito tempo, atinge seu pico máximo e começa a quebrar em alguns segmentos da nossa vida — pelo bem ou pelo mal. De um lado, há uma grande tendência de o medo e a raiva crescerem, especialmente de quem detém o poder de comando. O fortalecimento do movimento de ultradireita conservadora que vemos na política, por exemplo, é uma reação natural diante de um momento incerto como esse, pois é uma tentativa de resgatar algum senso de segurança e controle.

Tenho me dedicado a estudar como a vida se desdobra neste plano e maneiras de superar o sofrimento e a morte. Podemos constatar que, neste ciclo, as revelações do *Parivartan* estão se manifestando — só para citar alguns — em forma de guerras, como a Primeira e a Segunda Guerra Mundial; de catástrofes naturais, como o furacão Katrina e o tsunami no oceano Índico; de doenças, como a gripe espanhola e a pandemia de covid-19. Esta última, que se iniciou em 2020, foi a evidência mais clara dessa desconstrução — do *Parivartan*. É um processo que chegou para desfazer de vez o nosso sentimento de controle sobre as coisas. Tivemos um choque de realidade e percebemos que não tínhamos controle sobre nada — até mesmo a ideia de que teríamos um amanhã nos foi tirada.

Então, fomos obrigados a dar início ao despertar da consciência e ir além dos sonhos, que nos faziam enxergar o mundo através dos olhos da nossa criança ferida que o tempo todo tenta preencher seus vazios. Eu entendo que a dificuldade de expandir a mente consciente é intrínseca à nossa condição, pois ainda somos muito primitivos enquanto *Homo sapiens*. Ainda não aprendemos a usar o nosso potencial e estamos com a consciência limitada aos condicionamentos, aos programas que foram instalados lá atrás e vêm de geração em geração. Portanto, o despertar nos faz enxergar com os olhos de adultos, tendo a consciência de que precisamos cooperar uns com os outros, mas que não precisamos ser dependentes do outro — afinal, tudo aquilo que buscamos está dentro de nós mesmos. Assim, se conseguirmos compreender esse fenômeno espiritual, atravessaremos essa mudança com muito mais conforto, facilidade e amor.

Com toda essa intensidade, que obviamente é mais sentida por uns do que por outros, e, mesmo que muitos estejam sofrendo com a falta de esperança e de fé na vida, digo que tudo isso é uma oportunidade. Apesar de tudo, *Mahamaya* (o princípio gerador da ilusão da dualidade) está conduzindo todos para Deus (unidade).

Não se esqueça de que toda dificuldade que estamos passando é fruto do desamor. Entenda que essa crise é um instrumento didático do "grande professor" para ensiná-lo a olhar para dentro, para ajudá-lo a respeitar a natureza, a fim de voltar ao lar do coração e estar em harmonia com a vida. E, mesmo que tudo esteja desmoronando, ainda assim eu afirmo que não falta nada. Compreenda minhas palavras: se olharmos para fora, sentiremos falta de tudo, pois no externo só existem morte, doenças, falta de dinheiro, de comida, de água. Mas, se olharmos para dentro, veremos que temos tudo de que precisamos.

Existem fatos, e contra fatos não há argumentos: vivemos um período que gerou um número de mortes jamais visto. Não existe um "lado bom", tudo isso é terrível. Não vamos fingir que nada está acontecendo. Porém, diante de uma tragédia, temos que continuar sobrevivendo. Precisamos encontrar maneiras de realizar essa travessia da melhor maneira possível, transformando o veneno em néctar e o desafio em oportunidade de crescimento. Por isso, o meu intuito com este livro é ser um guia do *Parivartan* e ajudar as pessoas a passar por essa transição de forma pacífica e amorosa.

Em março de 2020, início da pandemia de covid-19, eu estava na Índia. Todos os aeroportos haviam fechado, e eu não pude voltar para o Brasil. Então, transformei esse desafio em oportunidade e comecei a escrever o livro *Plenitude*. Durante um ano em que estive lá, perdi várias pessoas queridas, e foi um momento muito difícil para mim, assim como para milhões de pessoas ao redor do mundo. Mas isso não nos impede de sermos criativos e de encontrarmos saídas nas piores dificuldades e sofrimentos.

Sei que você está cansado de batalhar contra seus monstros internos em busca de paz, harmonia e amor consigo mesmo e com os outros à sua volta. Tenho profunda compaixão pelas dores que você enfrentou até aqui. Sei que o guerreiro de amor que te habita pode estar enfraquecido devido aos golpes de amargura (traições, decepções e frustrações) que você majestosamente enfrentou em nome da luz. Mas eu invoco esse guerreiro da luz, pois tudo o que você sofreu foi uma preparação para este momento. A transição no nível da alma acontece com mais suavidade à medida que aceitamos as rupturas e aprendemos a lidar com a frustração e o desmoronamento do nosso mundo, indo além dos apegos.

Com isso, temos condições para ancorar a nova consciência que está chegando: a nova economia, a nova política, a nova educação, o novo casamento, ao passo que vamos criando massa crítica. Um grupo de almas vibrando na confiança e na gratidão consegue dar passagem para uma nova maneira de viver na Terra. Posso afirmar que, pelo menos em comunidades, isso não é uma utopia, é uma verdade. É possível dar passagem a uma nova maneira de viver, desde que tenhamos essas condições para aceitar nossas imperfeições, sem querer estar acima delas e aprendendo a lidar com isso de forma consciente e amorosa.

As diferentes esferas da vida estão passando por um renascimento, pelo processo de desconstrução e pela oportunidade de renascimento. Mas talvez "oportunidade" não seja a palavra ideal, porque é algo do qual não temos controle: ou transitamos ou somos transitados. Por essa razão, quero aqui compartilhar um conhecimento que ajudará você a aceitar essa mudança, abrir espaço para ela, compreender o que ela precisa e o que você tem de fazer para dar passagem a essa nova realidade que quer chegar; quais as qualidades a serem desenvolvidas, quais as ações a serem realizadas para favorecer essa nova frequência. Para isso, vamos precisar estudar não só o *Parivartan* no nível da alma, mas o *Parivartan* no nível social, no nível planetário e cósmico.

A ERA DA TECNOLOGIA

Antes de falar sobre a grande transição pela perspectiva espiritual, vejo que é importante nos localizarmos nos aspectos práticos e materiais do momento atual, compreendendo em que contexto essa transição está acontecendo. O ciclo do *Parivartan* começou com a mudança do analógico para o digital, mais especificamente com a criação da internet e das redes sociais, que impactaram tremendamente a nossa forma de nos relacionar com o outro. As redes sociais, por exemplo, se tornaram espaços onde se coloca para fora tudo aquilo que antes era guardado, isto é, sentimentos, desejos e aversões. O que antes ficava restrito ao ambiente familiar agora é colocado para os quatro cantos do mundo sem termos a mínima ideia de como isso pode afetar o outro e a nós mesmos.

Para explicar melhor, vou me inspirar nos pensamentos do professor Yuval Harari, autor dos livros best-sellers *Sapiens, uma breve história da humanidade* e *21 lições para o século 21*, nos quais, por meio da perspectiva científica, ele consegue acessar com bastante clareza a nossa condição humana e os nossos principais desafios para o século presente (para mim, ciência e espiritualidade são caminhos que, quando bem trilhados, nos conduzem inevitavelmente para o mesmo ponto). Destaco um tema crucial estudado por Harari, que é o poder da tecnologia da informação e seu uso no controle de dados e na bioengenharia, campos de estudo que têm se desenvolvido em alta velocidade nas últimas décadas e estão mudando a história. Atualmente já é uma realidade ver empresas e governos controlando as enormes bases de dados sobre o comportamento das pessoas e manipulando algoritmos, que podem influenciar as decisões dos indivíduos com uma precisão jamais vista.

Isso tem ficado muito evidente em épocas de eleições, pois há uma combinação maquiavélica de estudo do comportamento da população com o disparo de *fake news*, a fim de moldar e distorcer a percepção da realidade do indivíduo e fazê-lo votar em determinado candidato. O mesmo mecanismo é utilizado por empresas em suas estratégias de marketing, que moldam e manipulam o comportamento de compra das pessoas com o intuito de vender cada vez mais.

À luz disso, eu lhe pergunto: É você de fato que está tomando suas decisões? Esse poder é imenso, e não sabemos o nível de consciência das pessoas que o detêm. Ou melhor, podemos inferir, pelos resultados que obtivemos nos últimos tempos, que elas não estão conscientes do poder que têm em suas mãos e do karma que estão gerando. Pessoas assim são capazes de causar danos profundos na sociedade.

Existe uma discussão ética ao redor dessas práticas. Mas a realidade é que, por meio de ações como essas, o ser humano não desperto está permitindo que as empresas e os governos tenham influência sobre sua visão de mundo e, consequentemente, seu poder de escolha. É como se a nossa consciência estivesse adormecida e vagando num universo onírico cheio de luxúria, prazeres e apegos, imaginando ser a realidade. Metaforicamente, ao olharmos para um pedaço de corda no chão, não vemos uma corda de fato, mas uma cobra, e passamos a imaginar a vida a partir da ideia de que a cobra é real, mesmo não existindo. Roberto Crema, psicólogo transpessoal e reitor da Universidade Internacional da Paz (Unipaz), cunhou o termo "normose" para se referir a esse estado de adormecimento da consciência, ou seja, acreditamos que tudo isso é "normal".

Quando nossas decisões passam a ser tomadas por um algoritmo, a discussão ao redor desse tema fica realmente profunda, pois percebemos que, em última instância, estamos perdendo o livre-arbítrio. É por causa da relevância deste tema que Yuval Harari defende tanto a tese de que o futuro da humanidade vai depender da nossa habilidade em criar regulamentações nacionais e internacionais que consigam limitar o mau uso dessas tecnologias. Mas a verdade é que, quando analisamos a capacidade dos governantes dos nossos países e o baixo grau de cooperação internacional em que nos encontramos, parece que não teremos sucesso nessa regulamentação tão cedo.

Em um cenário como esse, o que fazer? Não podemos ter controle sobre o que acontece à nossa volta. Como havia dito, o *Parivartan* já está acontecendo, e não temos muito que fazer a não ser aprender a lidar com essas transformações da melhor forma possível, ou seja, trabalhar o nosso interno para mudarmos a nossa consciência em relação aos fatores externos. Por isso, mais do que nunca, é urgente que desenvolvamos a presença em todos os momentos do nosso dia, pois somente na presença plena é que conseguimos tomar decisões verdadeiramente nossas, e não baseadas em influências externas.

Embora a tecnologia esteja causando muitos problemas em nossa sociedade, existe um potencial de transformação positiva. É possível também utilizar a tecnologia a favor da mente consciente, do amor, da união, da construção de um mundo melhor. Mas, para isso, precisamos ter consciência. Hoje em dia, temos uma abundância de informações disponíveis na internet. A questão é: nós temos maturidade para usá-las? Nós temos caráter? Se fizermos uma reforma em nossa consciência, seremos capazes de utilizar todo esse conhecimento a nosso favor.

AS ERAS NA COSMOVISÃO VÉDICA

Antes de começarmos o estudo desses temas, que são tão essenciais para o ser humano neste momento, sinto que é importante apresentar a você alguns aspectos da missão para a qual eu trabalho. Faço parte de uma linhagem espiritual chamada *Sachcha*, termo em sânscrito que significa "verdade". Essa linhagem tem como objetivo criar uma Era Dourada dentro da Era de Escuridão — a era primitiva — em que estamos vivendo já há alguns milênios.

Esses ensinamentos têm como base os Vedas, que são as escrituras sagradas mais antigas que existem na face da Terra e é onde nasceu o conhecimento sobre yoga e meditação, os caminhos para iluminação espiritual e para transcendência — hoje muito difundido no Ocidente. Esses conhecimentos foram codificados por sábios há milhares de anos e nos orientam até hoje no nosso desenvolvimento e em nossos estudos. Portanto, todo o meu estudo tem lastro nesse ensinamento.

Existem muitas maneiras de interpretar o nosso estado atual de consciência, e, independentemente se você segue o pensamento darwiniano ou védico, vamos chegar a um lugar semelhante. A ciência não nos aponta muitas esperanças em relação ao futuro da humanidade. O que se sabe é que estamos em estado de evolução, mas aonde vamos chegar ainda é um mistério. Já a cosmovisão védica compara o mundo com um touro que vai perdendo suas patas à medida que vamos nos desconectando do nosso Ser. Cada pata representa uma era dentro do processo da evolução da consciência:

- ***SATYA YUGA*** é a Idade de Ouro, em que o touro ainda está com as quatro patas. É a era da verdade, da luz e da iluminação espiritual. É quando existe a consciência do Ser e os valores espirituais estão bem elevados.

- **TRETA YUGA** é a Idade de Prata. Após milhares de anos, o touro perdeu uma de suas patas. Isso significa que começamos a perder conexão com o nosso Ser. É quando nos valemos do ascetismo, da disciplina e do empenho para manter o estado iluminado.
- **DWAPARA YUGA** é a Idade de Bronze, em que o touro perde mais uma pata, ficando apenas com duas. É quando começamos a dar passagem à ignorância. Para abrirmos caminho à iluminação, precisamos nos purificar de ilusões, crenças e ideias que temos de nós mesmos, da vida e do nosso próprio espírito, que nos fazem projetar no outro aquilo que imaginamos, e não aquilo que é real. Essa pureza é alcançada por meio da devoção, uma das qualidades da alma que se manifestam em algum momento da jornada.
- **KALI YUGA** é a Idade de Ferro, em que o touro perde mais uma pata, ficando somente com uma. É a era da ignorância, da destruição, da escuridão. Esta é a fase em que os valores espirituais foram completamente esquecidos e a conexão com o Ser é praticamente uma quimera. Para atravessar a *Kali Yuga*, somente por meio da gratidão e da humildade.

Ao término de cada era permanece um resíduo de distorções da energia divina, como uma sombra de mentira, de indisciplina, de impureza, de falsa devoção e de ceticismo. Hoje, nos encontramos na fase *Kali Yuga*, em que o ser humano se tornou completamente materialista e identificado com o corpo, com a ideia de que a felicidade está fora e pode ser comprada. O materialismo tem como eixo o consumismo. Acreditamos somente naquilo que vemos e precisamos consumir para ter, pois isso nos dá um senso de segurança, agregando valor à ideia de quem somos. Ou seja, nossa identidade está atrelada àquilo que temos e somos capazes de comprar.

Por isso, o sistema econômico também deve ser repensado, pois acaba sendo uma forma de sustentação dessa falsa identidade e consequentemente de toda a angústia e miséria emocional que nasce da desconexão com a Verdade de quem somos. Nessa fase, a nossa única possibilidade é despertar a gratidão e a humildade que existem dentro de nós. À medida que vamos despertando essas virtudes, vamos aprendendo esse jogo, inclusive compreendendo nossas limitações, porque só podemos dar aquilo que temos.

Por ser um ciclo, em algum momento, vamos alcançar novamente a fase de *Satya Yuga*, a Era de Ouro, e o *Parivartan* está acontecendo justamente para fazermos esse caminho de volta. Para cumprir com o objetivo de criar uma Era Dourada dentro da Era de Escuridão, se faz necessária uma revolução da consciência.

A REVOLUÇÃO DA CONSCIÊNCIA

O ano de 2020 foi um marco importante para a humanidade. Sem dúvida, a pandemia que enfrentamos foi um elemento importante dentro da revolução da consciência. Os desafios que enfrentamos durante esse período evidenciaram quanto somos escravos do medo. Naquele momento, fomos forçados a nos isolar, a ficar com nós mesmos, com as nossas famílias, na nossa casa, revendo nossas escolhas. A partir dessa pausa, provavelmente alguns puderam promover mudanças que favoreceram sua evolução e o estado de presença, que possibilitaram a paz que tanto ansiamos.

A verdade muitas vezes é um remédio amargo, difícil de ser digerido, mas que, no final das contas, cura. No momento, estamos, em algum grau, acessando a verdade e entendendo que ela nos liberta. Só é possível nos libertarmos da prisão quando reconhecemos que estamos presos. Quando começamos a tomar consciência de que nos colocamos dentro de uma prisão e ainda não sabemos como abrir a porta da cela, é muito desconfortável. Você quer se livrar da culpa, da vergonha, do sentimento de inferioridade, do passado, mas não consegue. Pode ser uma tentativa frustrada e aterrorizante.

Isso acontece porque temos uma percepção muito limitada a respeito da realidade. A grande maioria de nós, desde o nascimento até a morte, não conhece a vida, porque somos reféns de condicionamentos mentais, o que é semelhante à morte ("normose" ou estado de consciência adormecido). Atados às distorções dos primeiros chakras — sobrevivência, sexualidade e poder —, todo o sistema nos leva mais profundamente à prisão. Cada vez mais nos tornamos apegados à matéria, reféns do medo e da escassez, reprimidos sexualmente e impedidos de relaxar no êxtase do presente.

A consciência é norteada de acordo com o chakra em que estamos em nossa jornada. Quando abrimos o primeiro chakra (o da sobrevivência), temos um despertar, é quando saímos do estado de adormecimento. Nessa etapa, o desafio é o medo da escassez, e o aprendizado é ter domínio da matéria até nos alinharmos à prosperidade e à abundância — a confiança de ter nossas necessidades atendidas. Ou seja, transformamos o desafio em aprendizado e nos colocamos em condições de seguir para o próximo chakra por meio do conhecimento.

O segundo chakra se relaciona com a sexualidade, e o terceiro, com o poder. A maioria das pessoas se encontra nesses três primeiros chakras.

Esse estado de identificação com a mente é como uma prisão, e um de seus principais elementos é o medo. Todo o nosso sistema está a serviço dele. Talvez o cerne seja o medo de nos elevarmos e de sentirmos o êxtase que a liberdade nos proporciona. Embora no mais profundo todos sejamos livres e iluminados — porque somos existência, consciência e bem-aventurança — estamos atados ao passado, sonhando com as memórias e projetando um futuro que acreditamos que seja vida.

O medo se vale do fluxo do tempo psicológico. Você tenta mudar o passado e garantir um futuro que acredita que o salvará dos problemas atuais. Esse fluxo é permeado por diversas emoções que lhe dão uma ideia da vida, porém é só uma ideia, não é a realidade. Você pensa sobre o amor, mas não ama. Você pensa sobre a vida, mas não vive. Afinal, para amar e viver se faz necessário estar inteiro no aqui e agora, e o momento presente é o que quebra o fluxo do tempo psicológico.

Nesse estágio da evolução da consciência humana, é raro quem desperte. Até hoje tem sido assim. No entanto, quando você descobre que a mente te usa, e não o contrário, você passa a tentar a todo custo se livrar dos seus condicionamentos. Então não tenho dúvidas de que a crise que enfrentamos com a pandemia de covid-19 e as demais que se desenrolaram a partir dela foram importantes ingredientes dessa revolução da consciência.

Portanto, lembre-se: o passado é memória, o futuro é fantasia ou imaginação e só o tempo presente existe, pois é no agora que a vida acontece. A mente identificada com o fluxo do tempo, presa nas memórias, faz você acreditar que precisa de muita coisa para conseguir ter um futuro diferente. Mas isso torna a vida complexa e absolutamente irreal. Somente quando se permite sintonizar no momento presente é que você se eleva às alturas, que passa finalmente a saborear a liberdade e a simplicidade do viver. A vida simples se relaciona diretamente com aquilo que acreditamos que precisamos. O que você precisa para ser feliz e ter paz?

Eu poderia descrever uma série de exemplos de vida simples, mas eu estaria alimentando o seu condicionamento. Seria mais alguém, mais uma programação dizendo para você como deve viver a vida. E a verdadeira simplicidade só é possível quando você se torna livre de todos esses condicionamentos e pode ser você mesmo. Quando você está presente, tudo se torna simples, pois você se liberta das memórias do passado e das fantasias do futuro, harmonizando-se com a natureza e elevando os pensamentos.

Podemos dizer que a revolução da consciência é um processo de expansão da mente. Por isso, ela se dá por meio do autoconhecimento, que se inicia com a conscientização de quem você acredita ser e de onde você acredita estar — e, muitas vezes, esse processo é chocante. O primeiro vislumbre da verdade pode ser uma grande escuridão, pois é o contato que você terá com as capas que encobrem a verdade de quem você realmente é, que estão atreladas ao tempo psicológico. Afinal, a principal missão de *Sachcha* implica encarar a verdade, ser honesto de maneira radical consigo mesmo, para que seja possível lembrarmos que somos seres espirituais, almas livres que podem expressar alegria independentemente do que acontece fora, pois estamos em comunhão com o todo.

É nesse processo que você se aproxima da sua real natureza. As capas ou máscaras são formadas pelas experiências do passado e pela imaginação a respeito do futuro. O processo de desvendamento do Ser envolve a permissão para as máscaras caírem, para que você possa aos poucos se acostumar com a luz do momento presente e aprender a relaxar em sua simplicidade, sem querer mudar nada.

Nesse estado de percepção, você transcende a morte e percebe que ela é apenas um invólucro da vida. Acendemos a luz quando reconhecemos que estamos no escuro. Por mais doloroso e amargo que seja o remédio, eu vejo esse processo com bons olhos: ele é necessário para que possamos nos desapegar do medo e nos reconectar com a vida. Obviamente, nem todos se beneficiarão dessa medicina, por isso virão outras transformações para sair desse fluxo do tempo psicológico e redesenhar todo o nosso DNA.

Eu digo com frequência que, para a verdade emergir, a falsidade precisa desmoronar. Em relação às incertezas, quanto mais você resiste em aceitar o novo paradigma, maior será o seu sofrimento. Quanto mais você insistir em fazer do seu jeito, maior será a sua frustração. A revolução vem para que possamos encontrar a verdade e assim criar uma sociedade baseada em uma verdade profunda. Estamos falando de uma nova maneira de viver a vida na Terra, baseada no amor, na não violência, na compaixão, na tolerância e na cooperação. É disso que se trata a criação da Era Dourada dentro da Era de Escuridão — ou, como estou chamando neste livro, uma nova consciência.

Se formos bem-sucedidos na revolução da consciência, e se de fato conseguirmos subir um degrau enquanto sociedade humana, o que será essa nova realidade? Hoje, todo o nosso sistema nos leva a dormir e sonhar, a andar em círculos e a repetir os mesmos padrões. Na nova realidade, vamos finalmente quebrar esse ciclo e usar o poder do Ser, que é a mente de forma adequada. Será um retorno à transmissão original dos antigos *rishis*, que, há milhares de anos, nos ensinaram o yoga e a dominação dos nossos sentidos para acessar a inteligência discernidora.

Eu vejo a vida a favor de nós e não contra, por mais difícil que pareça ser, pois ninguém gosta de reformar a casa estando dentro dela. Ao mesmo tempo, se tivermos flexibilidade e capacidade de nos ajustarmos e adaptarmos, teremos a chance de renovar o lugar que habitamos. Parte da medicina para as feridas em nossa mente é a aceitação e o respeito pelas diferenças. O Ser Supremo é um e se manifesta de diferentes maneiras, de acordo com a necessidade de cada um. Não o vejo como uma entidade externa a nós, mas como a inteligência criadora. O Ser é aquele que vê através de nós. A essência que nos habita é única.

Corpo, ego e personalidade, que nos dão um senso de individualidade, são nossos veículos. Mas não somos de fato o veículo, e sim o seu condutor, que é único. Portanto, Deus é unidade. Agora, o importante é elevarmos nosso pensamento, para que possamos fazer a travessia gerando o menor sofrimento possível, nos preparar para a reconstrução, tanto no nível individual como coletivo, e nos alinhar com a verdadeira espiritualidade e conexão com o Divino.

MAPEANDO O QUE ATRAPALHA VOCÊ NA TRANSIÇÃO

Você pode ter reparado que o tempo está diferente. Na *matrix* urbana, principalmente, você sente que o tempo está voando. De fato, a transição no nível da alma está tão acelerada que não conseguimos interpretar o que está se passando dentro de nós, especialmente quando envolve frustração, desapego e luto. Você sente dores físicas ou psíquicas, mas nem o médico sabe exatamente o que você tem.

No meio de tudo isso, o que posso dizer no primeiro momento é: calma, respira, está tudo certo. Embora pareça que está tudo de ponta-cabeça, é um processo natural desse ciclo do tempo. O que você precisa fazer é se harmonizar com o fluxo e compreendê-lo. Isso envolve parar, respirar, se auto-observar e, na medida do possível, sair do tempo, deixar o relógio de lado, se permitir ficar durante alguns dias sem olhar para os ponteiros. Acorde e durma na hora que quiser, para que o corpo possa ir se ajustando e fazendo o *download* do que ele precisa. Identifique qual atividade física é necessária para seu corpo, e, aos poucos, você vai equilibrando todos esses sintomas.

Antigamente os iogues falavam da importância do desenvolvimento da atenção para não permitir que você reagisse às situações da vida como resposta a uma experiência passada, devido a alguma crença ou trauma. Trazendo para a realidade atual, viver o momento presente se torna ainda mais desafiador, com a ameaça de sermos influenciados por algum algoritmo ou tecnologia que molda o nosso comportamento.

Perceba que, independentemente do resultado da regulamentação do uso desses poderes, o sucesso de treinar a sua presença e manter o seu poder de escolha verdadeiro depende pura e exclusivamente de você. A qualidade da presença é algo que se desenvolve por meio da dedicação a algumas práticas, como:

- **AUTOCONHECIMENTO**, que é ter um compromisso com o desvendar de si mesmo, saber desde como funcionam o seu corpo e a sua mente, quais são as partes que você valoriza e aquelas de que você se envergonha, e assim por diante, até conhecer a realidade do Ser;
- **CULTIVO DO SILÊNCIO**, que é uma preparação para o fenômeno da meditação. A meditação é na verdade um estado que pode ser alcançado por meio de seu compromisso com o silêncio. É nessa prática que você desenvolve o sentido da auto-observação. Treine a sua mente para observar o fluxo de pensamentos, emoções e sensações que passam por você sem que haja identificação. Crie um hiato entre você que observa e aquilo que é observado;

- **PRÁTICAS DEVOCIONAIS**, que são as diversas formas de oração nas quais, com sinceridade e humildade, buscamos conexão com a divindade. Utilizamos orações, canções, mantras e cerimônias diversas.

Precisamos estar em profundo estado de presença em todas as nossas ações, principalmente naquelas em que normalmente entramos no piloto automático e não damos muita atenção, como ver notícias, fazer compras, usar as redes sociais, conversar com nossos amigos, compartilhar notícias que lemos, trabalhar, dirigir. Note que, em algumas dessas ações do dia a dia, acabamos nos tornando receptivos ou canais para a disseminação da inconsciência.

Aqui novamente estou falando do estado de "normose", que nos faz reféns de impulsos inconscientes. Somos canais de fofocas, falamos sem saber se é verdadeiro e, assim, vamos passando adiante interpretações, opiniões, julgamentos e conclusões de terceiros. Com a consciência adormecida, nossa palavra se torna canal de veneno que se espalha causando muita destruição. Estar em presença permite que você passe a tomar decisões baseadas na realidade do seu mundo interior — e não no que é apresentado como uma interpretação da realidade captada pelos seus sentidos a partir de elementos externos, que podem facilmente ser distorcidos por esses sistemas que mencionei.

Não adianta nada estarmos cientes da revolução da consciência e da transição planetária se não usarmos esses conhecimentos de forma prática. Estar em silêncio consigo mesmo em qualquer situação, inclusive nos momentos em que você está usando alguma tecnologia, faz parte da revolução. Então não é necessário se isolar da vida: onde quer que você esteja é um lugar para se conectar com o seu poder interior, e isso se dá através da presença, da atenção plena em cada movimento que você faz.

Para que a mudança aconteça com o mínimo de sofrimento e da maneira mais rápida possível, eu considero que o ponto de partida é compreender a transição que está se dando no mundo e ter uma leitura clara das transformações que estão acontecendo dentro de você. Aprender a ficar consigo mesmo é a fase zero desse processo. A ferramenta mais importante para isso é a auto-observação. Para fazer o exercício que vou propor a seguir, sugiro que você pegue um papel ou um caderno para registrar tudo o que descobrir a respeito do seu mundo interno.

Antes de começar, quero destacar alguns pontos que considero chaves para o nosso entendimento. Partimos do princípio de que o perdão existe e se dá em diferentes níveis. Você se perdoa, perdoa o outro, e você é perdoado. Mas esse perdão que nos liberta do mau karma, que é um fenômeno da graça divina, só se manifesta quando nos responsabilizamos totalmente pelo nosso "eu inferior". Portanto, o que estou propondo aqui é um caminho para nos comprometermos com esse eu inferior para receber a graça do perdão.

O perdão, que é uma das dimensões do amor fundamental para que possamos expandir a consciência para além dos nossos condicionamentos — para além do sonho da carência afetiva, na qual acreditamos ser vítimas indefesas das nefastas influências externas —, só se manifesta quando compreendemos e aceitamos o passado que causou nossas dores. No entanto, o que nos impede de perdoar verdadeiramente é que inconscientemente agimos de acordo com o nosso "eu inferior", que é a causa real do sofrimento.

Podemos dizer que todos nós somos um Eu consciente, aquele que escolhe estar lendo este livro — que chamo também de ego consciente. Temos também um eu divino, eu superior, centelha divina ou simplesmente Ser, que é o que somos no mais profundo, mas também temos um "eu inferior", a criança ferida, que é o nosso lado negativo (raiva, inveja, vingança, mesquinhez, medos), e a máscara que utilizamos para agir no mundo e nos proteger. O que acontece é que fomos condicionados a acreditar que a causa dos nossos conflitos vem de fora, que a culpa do nosso sofrimento é sempre da vida ou do outro. Acreditamos que, se o outro for perfeito, não teremos problemas e nossa vida será maravilhosa. Isso não existe, é totalmente ilusório. A causa da nossa perturbação está em nós mesmos. Por isso, quando nos responsabilizamos por completo pelo nosso eu inferior, somos capazes de perdoar verdadeiramente, ressignificar o passado e nos libertar para seguir adiante.

ABRINDO ESPAÇO PARA A TRANSIÇÃO

Agora vou propor a você um exercício de autoconhecimento que pode auxiliá-lo a identificar os obstáculos internos que estão atrapalhando a sua fluidez dentro do processo de transição planetária. Sugiro que pegue um caderno onde possa anotar os *insights*. É muito importante que você escreva, não apenas reflita sobre o que vou propor a seguir.

PASSO 1: IDENTIFICANDO O LADRÃO INTERNO

Eu costumo enxergar a vida como um jogo com início, meio e fim. Imagine que você está em um grande tabuleiro com vários quadrantes e cada um deles é como uma casa, que você vai passando de acordo com o número que caiu no dado. Em cada casa, existem desafios e aprendizados específicos, e você só pode avançar quando aprende a lição — perdoar uma situação, conhecer seu propósito de vida, unir sexo com amor, ganhar dinheiro, dedicar-se ao espírito, cuidar do corpo para que tenha saúde, harmonizar-se com a família, entre outros. Existem casas onde você é testado. Se não passar no teste, é obrigado a voltar para trás. Mas, em algumas, existem elevadores que possibilitam a subida de vários andares quando você vai bem. A fase final do jogo é a iluminação espiritual.

Em qual casa você se encontra? Quais são os desafios? Qual conflito rouba a cena da sua vida, da sua alegria, do seu relaxamento e do seu bem-estar? Anote o que você considera que seja um problema, a fonte de angústia e da ansiedade ou seja lá o que for de ruim na sua vida. É possível que você tenha vários problemas, mas todos têm um denominador comum.

Se, nesse momento, por qualquer razão que seja, você não estiver conseguindo identificá-lo, olhe para as áreas da sua vida, como trabalho, dinheiro, relacionamentos afetivos, sexualidade, amizades, família, saúde e espiritualidade. Veja se você já pode agradecer e se percebe um "sim" fluindo nessas áreas da vida. Se estiver represada, com algum "não", então existe um bloqueio.

Esse é o início do processo, que requer honestidade consigo mesmo e a vontade sincera de se curar e de transformar o "não" em "sim". Mantenha em mente esta clareza: "Eu quero ver, eu me comprometo a ver a parte em mim que diz 'não'. Que venha para o campo aberto, por mais que fira a minha vaidade". Aguarde confiante, que em algum momento a clareza emergirá.

Anote nesse papel quais problemas você considera serem o seu ladrão interno, que está roubando seu presente.

PASSO 2: IDENTIFICANDO SEUS DEFEITOS

Na segunda etapa, eu gostaria que você fizesse uma lista dos seus defeitos, das imperfeições que possam estar de alguma maneira alimentando essa dificuldade que você está vivendo. Tenho falado das nove matrizes do eu inferior: gula, preguiça, avareza, inveja, ira, orgulho, luxúria, medo e mentira, além de todas as tendências e maus hábitos que se desdobram a partir de cada uma.

O que você consegue ver de mau hábito, de tendências negativas, que desviam você da luz, da prosperidade, da abundância, da alegria, da saúde e da harmonia? Anote o que você identifica.

PASSO 3: IDENTIFICANDO AS RAZÕES

O terceiro ponto é se perguntar: "Por que eu ajo assim?". Entenda que esses defeitos, imperfeições e até mesmo maldades são coisas que, além de ferir o outro, prejudicam a nós mesmos em primeiro lugar. O que acontece é que nos sabotamos e nos impedimos de realizar aquilo que realmente importa para nós.

Por que a maldade está sendo mantida? O que está por trás disso? É nessa hora que entramos nas feridas do corpo emocional que estão precisando de clareza, especialmente no que diz respeito à nossa infância.

Suponha que uma pessoa esteja atuando na ambição, na necessidade de poder, e, por conta disso, esteja bloqueando a bem-aventurança, a alegria e o verdadeiro sucesso, que é ter paz no coração e na mente. De onde vem essa necessidade de poder? Ao investigar, ela pode encontrar um trauma que surgiu da humilhação que sofreu na infância, tornando-se refém da necessidade de provar para o pai ou para quem praticou o *bullying* que ela é mais do que aquilo que falaram sobre ela.

E como você descobre isso? Identificando a ingratidão e as vergonhas que ainda existem em você. Vale a pena repassar, olhar nos olhos da mãe, do pai, dos irmãos, dos tios, para encontrar o que ainda prende você ao passado.

Essa é a sequência do caminho que cada um fará no seu tempo, no seu ritmo, no seu jeito, pedindo ao mistério da vida para ajudar a alcançar esse núcleo, a se libertar desses impedimentos, que são kármicos ou frutos dos rastros que você deixou por não saber viver — afinal, você chegou aqui na Terra sem manual, foi tentando, perdeu-se, atrapalhou-se e, então, criou essas condições.

Mas tome cuidado para, ao realizar esse exercício, não achar que você é o seu eu inferior, que você é essa maldade. Isso é apenas um sistema de defesas agindo sobre você.

PASSO 4: IDENTIFICANDO SUAS VIRTUDES

Quais virtudes você consegue identificar em si mesmo que contrabalanceiam esses defeitos? Quais são suas qualidades que podem ser alimentadas, fortalecidas, para te ajudar na transmutação do veneno que ainda habita em você? Vamos focar no antídoto.

Imagine que você tenha identificado a vaidade — uma das manifestações do orgulho, que faz parte das nove matrizes do eu inferior. É muito raro quem seja vaidoso em todos os campos da vida. Por exemplo, você pode ser vaidoso no trabalho, mas é possível que seja humilde com a família. Ao identificar essa virtude, você poderá fortalecê-la e expandi-la para outras áreas, fazendo com que essa qualidade se torne ainda mais presente na sua vida. E assim sucessivamente.

Com este exercício simples de autoanálise, você pode identificar alguns dos seus desafios neste período de transição planetária. É importante que você esteja atento a isso e comprometido em curá-los, pois eles podem ser a porta de entrada para sofrimentos e apegos. Lembre-se de que essa transição já está acontecendo e que você pode facilitar ao dar passagem para ela. Resistir não vai impedir que aconteça. Por isso, trabalhe para poder fluir com maior leveza.

O objetivo deste exercício é um redirecionamento da energia vital ou prazer. Devido aos traumas, a energia vital tem permanecido atrelada a dor; com isso, temos experimentado prazer apenas em situações negativas, por exemplo rejeitando e/ou sendo rejeitado. Considero este o ponto nevrálgico do processo: o redirecionamento do prazer (normalmente inconsciente) que temos nas condições negativas.

DESMASCARANDO O SISTEMA DE CRENÇAS DA CARÊNCIA AFETIVA

Estamos transitando de um nível de consciência — que criou realidades bastante destrutivas ao ser humano — para outro. Sinto que estamos, ao longo desses milhares de anos, forjando os alicerces de uma nova consciência, que só poderá se manifestar se tivermos a coragem de romper com o sistema de crenças que tem nos conduzido até então. Quando uma criança nasce, ela não tem poder de escolha. Ela é programada, mediante punição e recompensa, a acreditar naquilo que é determinado pela cultura, pela religião e pela sociedade. A criança então passa a corresponder a todos esses paradigmas por acreditar que assim será aceita, amada e pertencente à sociedade.

Em dado momento, ela incorpora essas crenças como uma verdade inequívoca e se sente culpada e envergonhada quando não é capaz de correspondê-las. Em um extremo da coluna vertebral desse sistema estão a vítima e seu perfeccionismo; no outro, um crítico, um juiz interior, que está o tempo todo exigindo que ela cumpra aquilo que lhe foi determinado. A vítima e o crítico são instrumentos da carência afetiva, portanto a forma como nos relacionamos com o outro.

Podemos chamar esse sistema de crenças de "sonho". De acordo com a cosmovisão da *Dharma* Védica, o estado de consciência que chamamos de sonho é *Maya*, uma ilusão criada pela mente sensorial, que é um aspecto da mente atrelado aos cinco sentidos da percepção (audição, visão, paladar, tato e olfato) e aos cinco sentidos da ação (a fala, os olhos, as mãos e os pés, o órgão excretor e o órgão reprodutor), que é a forma como nos relacionamos com o mundo. Esse sonho pessoal, gerado a partir dessas impressões recebidas de fora, cria um enredo, uma história a respeito de quem somos, do que é verdade, do que é mentira, do que é certo e do que é errado.

Esse sonho pessoal se conecta com o sonho coletivo a partir de um ego disfuncional e adoecido que controla os sentidos, limitando a nossa percepção. Quando falo de um ego disfuncional, estou me referindo a um ego que ficou parado no estágio egocêntrico, egoísta, narcísico, ou seja, um ego infantilizado. Crescemos enquanto corpo e mente, mas esse sistema de crenças faz com que emocionalmente fiquemos parados lá no princípio da vida, quando queríamos a todo custo fazer parte e ser aceitos, por exemplo, pelos nossos pais. E hoje esse padrão se repete. Continuamos querendo fazer parte, tentando agradar, ser aceitos, e para isso nós cometemos crimes contra o nosso próprio Ser, que fica reprimido e não tem espaço para se revelar.

O primeiro crime é fingir ser o que não somos ou esquecer o que somos. É um crime inconsciente contra o Espírito Santo. Sinto que, para darmos este salto, precisamos ter a coragem de romper com esse sistema de crenças, mas, para isso, é necessário conhecê-lo. Afinal, como abrir mão de algo que desconhecemos?

O processo de amadurecimento leva a pessoa a reconhecer suas falhas e insatisfações, e é natural que ela entre em confusão. Esse conflito é muito bem-vindo, porque é o início do processo de expansão da consciência. Ouvir sobre a expansão da consciência é diferente de expandir a consciência. Quando começamos a expandir a mente, saímos da zona de conforto e entramos em dúvidas, em lugares de fragilidade e de vulnerabilidade. O vitimismo é uma falha, mas, quando tomamos consciência dele, começamos a nos libertar. Quando identificamos o crítico interno, que nos faz sentir vergonha de nós mesmos por não corresponder às expectativas externas, começamos a sair do labirinto e a romper os condicionamentos.

Esse rompimento acontece aos poucos, e talvez nos primeiros momentos seja necessária uma ruptura com a vítima que nos habita. Ela é responsável pelo jogo de acusação que envenena as relações de diferentes formas, abrindo as portas inclusive para fofocas, maledicências, uso equivocado do maior poder dado ao ser humano: a palavra. Somos capazes de nos encantar e cativar o outro apenas com a palavra, mas também de ferir.

Eu estou aqui dando o meu melhor para fazer um uso *dhármico* (um uso positivo) da palavra, para que através dela eu possa conduzir você para além do labirinto dos condicionamentos mentais. Assim, aos poucos, você será capaz de acessar *buddhi*, que é a mente discernidora, a real inteligência, que liberta da escravidão da atenção do outro, da dependência de ter que ser o melhor para agradar a todos, da escravidão de querer ser o mais bonito, o mais perfeito, para ser amado e aceito.

Temos de criar novas redes neurais e caminhos, utilizar os nossos recursos e o que temos de mais potente dentro de nós. Temos utilizado muito pouco, usado sempre as mesmas regiões do cérebro, as mesmas glândulas. Nós, seres humanos e parte da sociedade, somos detentos dos primeiros chakras — sobrevivência e sexualidade —, porque fomos condicionados a acreditar na escassez e que a felicidade estaria do lado de fora e poderia ser comprada. Apesar de ser mentira, fomos programados a acreditar nisso — a tomar o falso como real e o real como falso.

O sistema de crenças da carência afetiva está sendo destruído neste momento. Mas, se praticamente toda a nossa realidade está formada a partir desse sistema, precisamos de uma nova consciência para estruturar a vida em sociedade.

SEGUNDA PARTE

O CHAMADO PARA A TRANSFORMAÇÃO

NOVA CONSCIÊNCIA PARA OS SISTEMAS DA SOCIEDADE

Eu compreendo que muitas das almas que estão encarnadas na Terra neste momento de transição têm como propósito, em algum grau, deixar sua contribuição na construção de uma nova consciência — e você é uma delas. Muito provavelmente, nesta encarnação você não terá a chance de vivenciar a nova realidade já manifestada, pois estamos apenas no início da transição, que deve demorar décadas para se completar.

Mas isso não significa que não devemos dedicar nossa energia para deixar um mundo melhor às próximas gerações. É possível construirmos "bolhas" ou ilhas de excelência — espaços para experimentar uma nova educação, um novo jeito de se relacionar, uma nova economia — em algumas comunidades, *ashrams*, cidades e até países, para que possamos sentir um vislumbre do que seria essa nova realidade. O Butão, por exemplo, está colocando em prática uma nova economia e desenvolveu o conceito de Felicidade Interna Bruta (FIB), em contrapartida ao Produto Interno Bruto (PIB), que mede o bem-estar de sua população acima de qualquer riqueza. Podemos dizer que até um casal que está querendo colocar em prática uma visão do novo casamento pode ser considerado uma "bolha", uma ilha de excelência.

O trabalho que nos é pedido neste momento transcende o nosso pequeno eu. Estou plantando algumas árvores na minha casa que eu tenho certeza de que não vou estar vivo para vê-las dando frutos, mas o que me motiva é saber que nossos filhos, netos e bisnetos vão poder usufruir delas. Claro que essas ilhas de excelência podem proporcionar benefícios para essa geração, mas, em termos gerais, acredito que as gerações futuras é que vão poder viver de fato a nova realidade. É importante ter o entendimento de que nem tudo o que fazemos deve ser para nós mesmos: precisamos visar o futuro também, levando em consideração que a nossa vida aqui na Terra é curta e há um limite. Por isso, pense sempre no todo, pois esse é um jeito de deixar um legado.

E é justamente nesse ponto de transcendência dos nossos limites que brota a nova realidade. Vejo que precisamos seguir trabalhando para, no mínimo, conseguir um avanço considerável em algumas áreas, como educação, relacionamento, meio ambiente, economia e entretenimento. Obviamente que essa reforma precisa ser feita também em outros setores que geram miséria (material e emocional). Mas as áreas que mencionei são um bom começo, pois se desdobram em uma rede infindável que sustenta o mecanismo da vida em sociedade e impacta a economia e, consequentemente, a maneira como vivemos.

A educação é um pilar básico, porque tudo começa na infância. É do zero aos sete anos que a nossa personalidade é construída e os condicionamentos são instalados, que passam a conduzir o resto da nossa vida adulta. Caso a criança não tenha condições de receber uma educação adequada em casa, a escola também deve exercer a função de servir a um propósito de cultura de paz e prosperidade — fatores capazes de erradicar a miséria, a guerra e todo o sofrimento da vida —, inserindo tais ensinamentos em seu currículo. Como gerenciar emoções, por exemplo, deveria ser matéria obrigatória nas escolas, pois é a falta de conhecimento nessa área que leva pessoas a entrar em conflito com as outras e a usar o poder da tecnologia para ferir em vez de construir.

Outro pilar que o tempo todo nos desafia são os relacionamentos. As relações servem como um espelho, uma oportunidade de olharmos para nós mesmos e percebermos o que em nós precisa ser transformado para criar essa cultura de paz, amor e prosperidade. Precisamos aprender a nos comunicar de uma forma não violenta.

Eu costumo abordar o relacionamento de modo geral, mas acredito que seja importante falar também do relacionamento íntimo, pois é onde está a célula da família. É no encontro afetivo entre dois indivíduos que posteriormente podem formar uma família que está o cerne da sociedade. Portanto, se essa família for construída com consciência e amor, vamos ter um grupo harmônico e funcional, que também vai influenciar outros grupos, e assim ela passa a contribuir para perpetuar a cultura de paz. Como falei no meu livro *Amar e ser livre*, precisamos construir o "casamento da nova era", isto é, uma união que tenha respeito e autorresponsabilidade, em vez de jogos de acusações e vitimismo, para que seja construída uma verdadeira intimidade, parceria e união.

Perceba como está tudo relacionado: educação, relacionamento e a criação de uma família. Eu espero que no futuro uma criança seja concebida com intencionalidade, que o casal tenha de fato condições de lhe oferecer um ambiente saudável para que se desenvolva e se torne um adulto consciente. A criança chega ao mundo com um grande potencial de evoluir, de se transformar em um Buda, mas, se estiver inserida em um contexto de ódio, conflitos e maldades, ela pode se tornar um Hitler, uma pessoa ignorante ou de caráter duvidoso.

É por causa da ignorância e do egoísmo que as pessoas colonizam, escravizam, usurpam e saqueiam a natureza. Precisamos compreender que a natureza é uma extensão do nosso corpo e, ao mesmo tempo, a nossa casa. Alguns acreditam que, quando acabarmos com o planeta Terra, vamos conseguir colonizar Marte. Isso é fantasia, pois, enquanto não reconhecermos que a natureza é a nossa cura, nossa proteção e nossa fonte de alimento, vamos seguir destruindo para onde quer que formos. A natureza é a fonte de vida, é onde está o ar que respiramos, a água que sacia nossa sede, as plantas que nos curam e o alimento que nos nutre. Então, é fundamental que encontremos maneiras de viver em harmonia com a natureza, de modo sustentável, para que ela continue nos provendo com o que verdadeiramente necessitamos.

Outra forma de continuarmos reproduzindo a ignorância é por meio de uma economia disfuncional. A maneira como o capitalismo está sendo praticado acaba gerando desigualdade, exclusão, competição, destruição e guerra — tudo por dinheiro. Precisamos pensar e estimular a criação de uma nova economia, como desenvolver negócios de impacto e distribuir a riqueza. No meu livro *Propósito*, eu ensino as pessoas a encontrar seu lugar no mundo e, em *Plenitude*, mostro como elas podem prosperar através do seu propósito e do ato de compartilhar a riqueza. Afinal, ao irmos além do próprio umbigo, passamos a trabalhar em cooperação e, assim, fazer que todos prosperem juntos e sejam felizes.

Se isso não for compreendido, seguiremos criando miséria, repetindo os mesmos padrões, criando condições para que os velhos condicionamentos se perpetuem. Estamos apegados e dependentes da pobreza, e a economia está a serviço disso, pois continua enriquecendo apenas uma parcela mínima da sociedade. A desigualdade é um dos propulsores do sofrimento, e é por isso que a questão econômica é um dos pilares do *Parivartan*.

Por fim, acabei escolhendo falar de entretenimento, pois é também uma forma de nos manter nesse estado de consciência limitado. Músicas, novelas, filmes, séries são como mantras, que ficam se repetindo em nossa mente e reforçam o nosso padrão de comportamento, pois retratam situações reais que criamos a partir do nosso eu inferior. Músicas que nos estimulam a sofrer vivem exaltando a nossa miséria, carência e limitações, e são as que mais vendem. Existe uma tendência em nos mantermos no estado inferior. Costumo dizer que o sofrimento é como uma entidade viva que se nutre de dor. Quanto mais temos emoções negativas, mais o sofrimento se apossará de nós, pois ele quer continuar vivo. Por isso, o meu propósito aqui é lançar alguma luz àqueles que querem mudar e estão em condições de ouvir, entender, interromper essa prática, para realmente se libertar.

UMA NOVA REALIDADE PARA OS RELACIONAMENTOS

Criar união entre as pessoas sempre foi o maior desafio da humanidade. Nós, enquanto sociedade, ainda não conseguimos saltar do estado infantil ao estado de maturidade.

Ainda não aprendemos a transitar de um estado de consciência egocêntrica e narcisista para um estado de consciência altruísta, que quer incondicionalmente ver o outro feliz. Mas agora estamos atravessando a transformação para uma nova consciência, então não temos outra escolha a não ser aprendermos a nos relacionar com maturidade. Percebe como esse momento é singular e significativo? Precisamos compreender essa mecânica para criar um núcleo disruptivo, ou seja, manifestar uma nova realidade para os relacionamentos. Para isso, temos que romper com a nossa vítima.

Costumo dizer que, se a vida é uma escola, os relacionamentos são a universidade. Aprendemos sobre nós mesmos por meio das relações. Existe um mecanismo psíquico que nos faz projetar no outro questões que foram mal resolvidas na infância. Com isso, acabamos sempre nos atraindo por pessoas que carregam o melhor e o pior dos nossos pais, como uma oportunidade de olharmos para problemas que estão pendentes dentro de nós. Ou seja, o outro funciona como um espelho: ele reflete a nossa luz, mas também a nossa sombra.

A nova realidade significa que a era da vítima acabou. Existem pessoas que passam a vida inteira vivendo relacionamentos caóticos e sempre culpando o outro. Temos a ideia de que, se um dia encontrarmos alguém perfeito, não teremos mais problemas no relacionamento. Mas isso é uma ilusão, porque, enquanto não resolvermos conflitos que existem dentro de nós, sempre vamos deixar que o outro nos perturbe. É preciso se perguntar: Por que isso foi capaz de me incomodar? Qual parte de mim se machucou ao ouvir isso, e por qual razão?

Na prática, esse é um bom desafio, especialmente em nossa comunidade de amigos e nas relações afetivas familiares. Essas relações são como um material de escola: só faremos bom uso se estivermos bem instruídos. Do contrário, vamos nos envenenar, porque somos facilmente encantados pelo julgamento e por acusações feitas tanto pelos outros quanto por nós mesmos. Por exemplo, se uma mãe age com seu filho de maneira estúpida, ela pode acabar desencadeando nele um sentimento de raiva ou tristeza. Ou seja, é um material de escola que não está sendo utilizado de maneira correta.

Quando as diferenças das pessoas causam desconforto em uma relação, normalmente as ações e reações são praticadas a partir da mente sensorial, da disfunção do ego (isto é, egoísmo e narcisismo). Ficamos com raiva e queremos nos vingar, fechando o coração e retirando o amor. Afinal, aprendemos que, quando nossas expectativas e nossos caprichos não são atendidos, precisamos nos fechar ou reagir atacando o outro. Isso é um truque para nos arrastar aos infernos. Existem pessoas que foram tão condicionadas a tal crença que não conseguem reagir de uma maneira diferente a determinados estímulos.

O curioso é que o nosso cérebro é tão rico, tão cheio de possibilidades, mas sempre teimamos em reagir da mesma forma, ficando bravos, sendo rebeldes, arquitetando vingança, respondendo com expressões faciais negativas. Essa repetição de padrão nos faz atrair os mesmos conflitos e nos leva a cometer os mesmos erros. Portanto, para que possamos reagir de outro modo, nos abrindo para outras possibilidades, precisamos nos descondicionar, abandonar as velhas crenças e não cair na armadilha de nos fechar e ficar com raiva quando somos desafiados.

Precisamos ter coragem para não cair na lamentação, na reclamação, na maledicência e na fofoca. A fofoca é uma das piores coisas que existem, pois é quando usamos o poder da palavra para disseminar veneno, falar algo que não conhecemos, que ouvimos dizer, que são apenas interpretações ou conclusões precipitadas. O poder da palavra pode ser usado pela inveja, pelo ciúme, pelo eu inferior, para enfeitiçar o outro e fazer com que ele se coloque em uma situação de insegurança e impotência. A palavra é como pedra: constrói e edifica, mas também pode soterrar e matar.

Por isso, precisamos ter o compromisso de usá-la de uma forma correta e impecável, para não disseminarmos maldade. É assim que vamos abrindo caminhos para o novo relacionamento. Se estiver bem instruído no uso do material de escola e tiver acesso ao conhecimento em *Dharma*, você aprenderá a responder ao comportamento do outro de maneira compassiva e empática, interrompendo finalmente o círculo vicioso. Este é o nosso desafio: estarmos suficientemente atentos e presentes para não cair nessa atitude viciada e repetitiva.

Outro ponto que traz desafios nos relacionamentos no dia a dia é encontrar o equilíbrio entre a entrega e os limites para não se perder dentro da relação. É importante que cada um identifique o seu espaço, a fim de preservar sua individualidade. Como diz o poema de Khalil Gibran: "Cantem e dancem juntos, e sejam felizes, mas devem ser independentes, como as cordas de um alaúde são independentes uma das outras, embora vibrem com a mesma música". Mas, se você estiver refém da carência, não vai conseguir colocar limites, estará completamente dependente do outro e muitas vezes se colocará em situações difíceis somente para ser reconhecido, aceito e amado.

Como falo no meu livro *Plenitude*, a vida tem uma meta, a autorrealização, que alguns chamam de iluminação espiritual; outros, de plenitude ou estado de unidade. Para que possamos atingir a meta da nossa jornada evolutiva nesse plano terrestre, em algum momento é necessário que nos desidentifiquemos da ideia de quem somos — nosso nome, personalidade, corpo, cor, religião, orientação sexual —, pois tudo isso são apenas elementos que estão sob influência de *Maya*, ou seja, que nos fazem acreditar que de fato somos essa máscara que vestimos, sendo que ela é apenas um veículo que utilizamos para andar neste mundo.

Fazendo uma analogia, acreditamos que somos gotas de água e muitas vezes nos achamos únicas, diferentes, especiais, mais puras e até maiores do que as outras, mas a verdade é que todos nós somos oceano. Para que possamos acessar a verdade de quem somos e resgatar nossa espontaneidade, precisamos nos "desidentificar" da ideia de sermos uma personalidade. Esse processo começa na cura dos nossos traumas, das nossas feridas e das dores que carregamos durante a vida. Quando eu me verticalizo, percebo que não sou uma gota de água dissociada do oceano, mas o próprio oceano; lembro que sou nada, apenas um vazio, existência, consciência e bem-aventurança. Mas, para que eu possa andar pelo mundo, preciso me horizontalizar, me identificar com minha personalidade. Então entramos nessa esfera da dualidade. Só que, quando estamos suficientemente curados, podemos nos identificar com aquilo em nós que não se divide, que não está separado, que é uno e nos revela a verdade maior de quem somos.

Assim, você progredirá na verdadeira autossuficiência, que é não sentir mais a necessidade de agradar. Isso é ser livre. Afinal, a opinião do outro, por mais interessante que seja — e, claro, por vezes nos ajuda a sermos pessoas melhores —, não importa. No geral, o que o outro pensa de você não deve abalar aquilo que você verdadeiramente é, nem as coisas boas, nem as coisas negativas que falam sobre você.

É muito importante estarmos atentos a isso, porque em um mundo de carentes como é o nosso, além de críticas negativas, as pessoas podem tentar envolver umas às outras com bajulações, que também é um jeito de manipular e roubar a espontaneidade. Quando agradamos os outros e somos reconhecidos, nos sentimos amados e, então, passamos a proteger nossa identidade — a falsa ideia de quem somos — a todo custo. Assim, vamos nos tornando cada vez mais reféns da aprovação. Isso é uma grande armadilha, porque a verdade é que nos distanciamos da nossa real essência para caber no que os outros esperam de nós. A necessidade de ser aceito nutre nossa falsa identidade, que vai contra o objetivo da vida, que é a autorrealização.

O CAMINHO PARA A CURA

Se você está lendo este livro, significa que já está em meio a uma reforma íntima, ou ao menos quer começá-la. Se chegou até aqui, é porque no mínimo está cansado de sofrer. Despertar desse sonho coletivo que tem o sofrimento como epicentro é o primeiro passo para a cura. À medida que vai se conscientizando da sua insatisfação, você começa também a se tornar consciente do sofrimento do outro e passa a querer de fato ajudá-lo. Ou seja, você começa a transitar do egoísmo para o altruísmo, movendo-se em direção à compaixão e à bondade, e este é o objetivo central do jogo: nos tornarmos pessoas verdadeiramente boas.

Primeiro, você precisa melhorar sua relação consigo mesmo, ser mais bondoso consigo. Só assim será capaz de ser bom para os outros. Amar a si mesmo para então poder naturalmente sentir amor pelas pessoas. E o autoamor aparece quando você começa a tomar consciência do seu desamor, de quanto você tem se maltratado e se colocado em situações difíceis e miseráveis por conta desse condicionamento — a necessidade de chamar atenção e poder ser amado. Para romper com o sistema de crenças, é necessário um comprometimento com o autoconhecimento, que começa com a prática da auto-observação, que pode propiciar a experiência da meditação.

Meditação é quando você de fato se aquieta para manifestar o seu Ser e entrar em comunhão com a totalidade. O processo de descondicionamento dos maus hábitos (guerrear, disputar, discutir, falar mal) começa com a auto-observação. Afinal, você precisa se perceber praticando tais ações. Só é possível mudar quando enxergamos nossas próprias atitudes. Pergunte-se: eu estou pronto para rasgar o contrato com a vítima, com o maledicente, com o fofoqueiro, com o acusador, com o mal dentro de mim? Estou pronto para assinar um acordo de paz com a luz e com o amor?

Mas essa experiência precisa ser construída, começando com a prática do cultivo do silêncio. Feche os olhos e não faça nada, apenas se auto-observe. A essência da prática é criar um hiato entre você que observa e aquilo que está sendo observado (seus pensamentos, suas emoções e sensações). O "Eu observador", que também pode ser chamado de "Eu consciente" ou "testemunha", é o herói da jornada. É através da auto-observação que você vai aprender a identificar, confrontar e transformar as crenças limitantes. Com o tempo, o estado de auto-observação, e até mesmo da meditação, começa a fazer parte do seu dia a dia, e aos poucos você começa a se movimentar a partir da presença e se relacionar com o outro a partir desse centro, que é você.

Então perceba que esses jogos da natureza inferior, os pactos de vingança, as raivas, as disputas, os jogos de perde e ganha são estratégias para manter você no inferno. Entenda que o sofrimento é como uma entidade que está viva, e tudo aquilo que é vivo quer continuar vivo. Então, o seu "eu sofredor" passa a se alimentar de suas emoções negativas, que surgem da identificação com sua criança ferida. Você precisa ter a coragem de dizer "não" e deixar de nutrir dramas. Entendo que é importante abraçarmos nossos sofrimentos, desde que haja uma intenção de curá-los.

Quando você começa a tomar consciência do inferno no qual se colocou, você entra no processo de cura e passa a se mover em direção ao reino dos céus — o reino do eu superior, onde existe paz, alegria, equilíbrio e o estado de liberdade que lhe permite ser quem você é. Certa vez, ouvi dizer que, para adentrar o reino dos céus, é necessário voltar a ser criança, resgatar a espontaneidade. Afinal, se você está sofrendo nas mãos da vítima, do crítico, significa que está distante de si mesmo, da sua natureza, da sua essência. Em outras palavras, por medo de se machucar ou machucar o outro, você não está se permitindo ser quem é dentro das relações. Ou seja, está se escondendo por trás da máscara.

A vítima e o acusador que existem em nosso interior nos obrigam a usar uma máscara como forma de nos proteger, nos defender e constantemente sermos aceitos pela sociedade. No entanto, a única forma de fortalecermos as relações é através da espontaneidade, sendo nós mesmos e aceitando o outro como ele é — isso é o que chamamos de intimidade.

Se olharmos para trás, vemos que a dinâmica do casamento não mudou tanto quanto imaginamos. Antigamente, muitos casamentos eram arranjados, as pessoas se casavam sem ao menos se conhecer. Porém, hoje em dia, embora essa regra social não exista mais (com exceção de alguns países específicos), as pessoas continuam se juntando sem criar intimidade entre si. O resultado é o que vemos constantemente: casais que resolvem morar juntos, mas terminam por conflitos de convivência.

Por isso, precisamos deixar nossas máscaras de lado e resgatar nossa essência, para que possamos estabelecer vínculos de confiança em nossos relacionamentos. E uma das formas de fazer isso é por meio de um experimento com amigos, parceiros e familiares, que são as pessoas que mais nos desafiam no dia a dia. Experimente ser quem você é e busque compreender as imperfeições suas e do outro. Imagine que você e seu parceiro(a) decidam morar juntos e experimentar ser vocês mesmos, revelando tanto o seu lado luz quanto o seu lado sombra. Cada um tem seus desejos, sonhos e seu sistema de crenças, nos quais, por mais particular que seja, existe uma vítima, um crítico, um perfeccionismo, uma carência e uma necessidade de agradar e ser aceito. O que acontece quando tudo isso vier à tona? Certamente, inúmeros desafios vão aparecer, mas serão minimizados se em ambos existir uma disposição em continuar se aprofundando na união, mesmo que, para isso, você tenha que primeiramente se afastar um pouco para respirar, dar uma volta e pensar com mais calma.

É normal querer reagir com raiva. Mas, ao ser pego pelo seu crítico interno e pela sua vítima, antes de cair nessa armadilha, respire. Essa disposição requer se responsabilizar diante de um conflito, dialogar com franqueza quando uma diferença causar um incômodo e buscar uma solução de forma sincera. As diferenças só conseguem ser gerenciadas quando todos estão olhando para a mesma direção.

Tente nunca reagir com ódio, pois você pode acionar um karma que terá que resolver depois, como ter que lidar com um conflito ainda maior. Lembre-se de que aquilo que chamamos de situação de vida ou mesmo destino é construído pelas nossas ações, incluindo pensamentos e palavras, que são motivados pelos desejos do nosso sistema de crenças. E, sem uma reforma no sistema de crenças, não há reforma de destino. No fim, o que está implícito dentro das relações humanas é a resposta para a pergunta: Quem sou eu e o que estou fazendo aqui? É disso que se tratam os relacionamentos: o tempo todo estamos sendo desafiados a nos lembrar quem somos e o que viemos fazer no mundo.

Mas será possível viver sem máscaras? Talvez não neste ciclo do tempo em que estamos, mas, se você tiver ciência delas e estiver em um grupo ou um lugar onde possa ser você mesmo, sinto que já está permitindo que a nova realidade se manifeste. Às vezes, é desanimador ver que estamos nos esforçando para ser um ser humano melhor, sendo que o mundo à nossa volta parece não mudar. Mas, independentemente de se um dia haverá uma transformação coletiva, cada um deve se comprometer em fazer sua parte consigo mesmo. Quando você consegue conquistar a paz interior, não importa o que está acontecendo lá fora, você estará bem consigo mesmo. Lembre-se: primeiro precisamos fazer a mudança em nosso interior para depois transformar o nosso entorno. E a paz que tanto procuramos está dentro de nós.

Há um conto popular indiano que reflete essa ideia. Havia uma senhora que passou horas procurando na rua uma agulha de costura. Até que um homem se aproximou com a intenção de ajudá-la e perguntou em que lugar específico ela havia deixado a agulha cair. Ela responde que havia perdido dentro de casa. Não vendo sentido na resposta, ele a questiona: "A senhora perdeu a agulha dentro de casa e está procurando na rua? A senhora tem algum problema?". Eis que ela responde: "Assim é o ser humano: ele está procurando fora aquilo que está dentro dele".

Percebo que muitas vezes as pessoas até conseguem compreender conceitualmente as ideias sobre relacionamentos que procuro transmitir. Mas, no momento em que precisam lidar com as questões práticas do dia a dia, o condicionamento é tão grande que o conhecimento não é suficiente para rompê-lo. É possível que, dentro de um relacionamento afetivo-sexual, por exemplo, depois de muita repetição de padrão de maus hábitos, chegue um momento em que o casal se pergunte: "Será que ainda tem jeito?". O que eu posso dizer é que, se existem carinho e amor em algum grau e a intenção de harmonizar a relação, então há a possibilidade de encontrar uma solução, pois o universo sempre conspira a favor da união.

É absolutamente natural que haja diferenças nas relações, mesmo que os dois estejam olhando na mesma direção. Muitas vezes cada um está em um estágio da evolução ou teve uma formação diferente do outro, assim como as flores diferentes que vivem juntas no mesmo jardim. Mas, se houver respeito e reciprocidade, existe a chance de superar os padrões negativos que estão por trás das projeções e dos jogos destrutivos. Por isso, é importante identificar quem você está projetando no seu parceiro(a). O que o perturba na relação? Qual é a fala ou o comportamento do outro que te incomoda? Anote isso, pois pode ser uma pista.

Depois, investigue sua biografia e veja quem próximo a você agia dessa maneira. Talvez você descubra que durante toda a vida carregou uma conta que foi aberta no passado e nunca se fechou ou feridas no seu corpo emocional que nunca foram curadas, causadas por pessoas da sua constelação familiar com quem você ainda não conseguiu chegar a um acordo. Por causa desses traumas, pode ser que os conflitos que você tem nos relacionamentos ocorram porque você está enxergando o outro com o olhar da criança ferida, ou seja, projetando nele questões que foram abertas na sua infância.

Devemos tratar nossa criança ferida, mas também soltá-la para que ela cresça, porque, em algum momento, você precisará ser maduro para olhar seu pai e sua mãe como seres que também estão no processo de evolução, passando pelos percalços e aprendendo suas lições. O mesmo acontece com os filhos.

O conceito de pai e mãe aqui não é literal, apenas uma representação de quem cria uma criança, porque todos nós temos uma referência de pais, sejam eles avós, tios ou qualquer outro.

Quando os conflitos de crenças e dores estão dentro da própria família, às vezes é necessário se afastar por um tempo, porque talvez a relação esteja tão destrutiva e viciada que permanecer só aumentará o sofrimento. Claro que, se você tiver um filho, dependendo de sua idade, não poderá deixá-lo. Mas pode ser que chegue um momento em que você perceba que talvez esteja forçando uma situação ou atado a uma teia kármica por ter se tornado codependente do outro. Às vezes, você só consegue se sentir preenchido com a miséria e o sofrimento do outro. Isso tem que ser rompido. Você precisa se permitir estar consigo mesmo para ter a chance de crescer. Não é fácil sair disso, mas é possível. E essa reforma íntima é necessária. Deve haver uma mudança no *mindset* e na forma de pensar e de se relacionar com o mundo. Então entenda que o outro não tem o poder de perturbar você. É você que se permite ser perturbado pelo outro por causa dessas identificações que você carrega.

Uma das ferramentas mais efetivas que auxiliam a cura é a empatia, é você se colocar no lugar do outro, não só no lugar do pai ou da mãe, mas do parceiro, do amigo, do sócio. É procurar entrar em contato com o sofrimento do outro, inspirando a dor que ele está sentindo e expirando suas fragilidades. Então, você começa a perceber que somos um. Este é o princípio da compaixão: procurar entender por que o outro está atuando na estupidez, na ignorância, e tentar enxergar e compreender sua história, inclusive fazer o mesmo com a estupidez e a ignorância que moram dentro de você, acolhendo sua criança ferida. Se você começar a fazer esse exercício com seus pais, a chance de se aproximar deles é muito grande. Estreitar essa relação de forma verdadeira é o princípio da libertação da ideia de que você é um filho ou uma filha. Claro que, no nível do ego, da personalidade, você é filho. Mas você não é o seu ego. E, nesse processo, passa a agir de acordo com o seu Ser, em função da paz e do amor.

No novo relacionamento, não há segredos, mentiras, jogos de perde e ganha, mas sim companheirismo e amizade. Quando surge um conflito, há uma intenção boa de cada um olhar para sua responsabilidade, em vez de cair no jogo de acusações, e de caminhar juntos olhando para a mesma direção: a união da energia sexual com o amor. Eu digo que em uma relação íntima há de se integrar sexo, *Eros* e amor. Mas, para que esse trabalho de purificação funcione, nossas questões emocionais e contas abertas com o passado precisam ser trabalhadas. Aos poucos, vamos espiritualizando a relação e caminhando para um aspecto do tantrismo, uma ciência sagrada que nos ensina a manipular sabiamente as energias que passam pelo corpo e direcioná-las para o despertar da consciência. Assim, uma relação de amor, parceria e comunhão pode gerar filhos verdadeiramente bons e consequentemente uma sociedade saudável. Tudo isso começa com você, com seu processo de autoconhecimento, sua reforma íntima e sua meditação.

Atente-se para que o seu processo de autotransformação não seja guiado pelo mesmo sistema de crenças que você está justamente desconstruindo, pois você pode entrar em um espaço de cobranças pessoais desnecessárias. Vá até onde consegue ir. Não se cobre além disso. O caminho é a harmonização plena com sua história e principalmente com seus pais, mas não se sinta frustrado por não ser capaz de ter essa plenitude na relação com seus pais. Vá até onde consegue ir. Não se cobre além disso. Existem diferentes tipos de karma e cada um tem seus limites, que podem estar além do seu. É importante que esteja atento com o crítico interno, com o perfeccionista, exigindo que você cure essa relação, sendo que ela pode não estar madura para ser resolvida.

A verdade é que, quando tomamos consciência das nossas sombras, estamos prontos para realizar uma transformação. Mas isso não significa que durante o processo de purificação você está proibido de cometer atitudes condicionadas. Isso é algo que muitas vezes foge do nosso controle. A diferença é que agora você está atento para identificar o mal e buscará fazer diferente sempre que cometer um deslize. Essa prática de atenção, de recomeçar, de consertar e de não se culpar pelas recaídas é o que vai permitir que você renove seu voto a cada instante.

Entenda que a cura das relações, que é o que possibilita manifestar as relações da nova realidade, requer muita paciência e humildade. Se formos estudar a fundo os elementos do falso eu, da vítima, do crítico ou de todo esse arcabouço do eu idealizado e da máscara, vamos chegar a um denominador comum: o orgulho, que eu diria que é o karma principal que está em jogo. O orgulho é um instrumento de defesa que criamos para nos proteger dos choques de dor. Mas, para criarmos uma nova realidade, precisamos estar prontos para ir além. Você está disposto a deixar para trás os jogos da natureza inferior? Esse compromisso requer empenho, dedicação e renovação constante dos votos. E, para sustentar o compromisso com a luz, você precisa manter a disciplina na realização das práticas sugeridas todos os dias.

O propósito maior desse jogo chamado relacionamento é acordar o amor, porém o amor consciente, incondicional, que é a seiva da vida e a fragrância do Ser que somos. Por mais paradoxal que seja, vivemos um processo de desescolarização, pois estamos desaprendendo a odiar e removendo as capas que encobrem aquilo que somos, que é o amor. Quando nos movemos em direção ao amor, nos reconciliamos com tudo e com todos.

Manifestar uma nova realidade significa resgatar nossa essência. Eu considero que vamos ser bem-sucedidos nesta empreitada, inclusive com as partes de nós mesmos que tivemos que deixar de lado por vergonha ou por medo. É só com humildade e gratidão que seremos capazes de perdoar e, com isso, soltar o passado e nos colocar no aqui e agora. Essa travessia tem desafios, alguns visíveis e mensuráveis; outros, subjetivos, em que você nem ao menos sabe a origem do seu desconforto. Mas esses sintomas difusos são indicativos de mudança. É a hora de adentrar mais fundo em você mesmo. Tenha paciência, não se cobre, siga dando o seu melhor, para que um dia você seja capaz de amar e ser livre.

COMO PREPARAR AS CRIANÇAS PARA A NOVA REALIDADE

Podemos começar lembrando que uma criança nasce livre, por mais que exista uma sentença kármica. Ela é um "vir a ser", um potencial, e são o meio e as experiências vividas que determinam a ativação dessas memórias kármicas e que vão definir a pessoa que ela se tornará no futuro. Uma criança pode tanto se transformar em um Hitler quanto em um Gandhi. O que vai determinar seu destino é a combinação da sentença kármica com a programação de influências externas recebida especialmente na primeira infância.

Sabemos que muitas crianças ainda são educadas de acordo com o sistema antigo de punição e recompensa, em que as famílias tentam moldá-las para ser do jeito que elas querem. Para explicar como esse mecanismo funciona, vamos imaginar um rato de laboratório, no estilo de experimentos que eram feitos antigamente dentro do campo da psicologia behaviorista. Se você quer que ele faça o que você espera, basta privá-lo de água. Quando ele atender à sua ordem, você dá a ele uma gotinha de água como recompensa. Se quiser extinguir um comportamento seu, dê um choque nele como punição. Assim, ele aprenderá o que deve fazer para ganhar a recompensa e o que não deve fazer para não ser punido.

É essa técnica psicológica que tem direcionado toda a construção da nossa vida em sociedade, mesmo que façamos isso muitas vezes de forma inconsciente. Quando você quer que uma criança faça algo do jeito que você quer, você dá carinho e amor para ela. Mas, se ela não acatar suas exigências, você retira essa atenção. Em alguns casos, você até mesmo a agride, dando um choque mais objetivo. Esse é o mecanismo que usamos para transmitir não a educação, mas a "doença" que carregamos nós mesmos, passada de geração em geração, pois vamos condicionando o outro com base nos nossos condicionamentos. É a ignorância procriando ignorância, miséria procriando miséria.

Os adultos não sabem o que é ser livre, amar verdadeiramente e ouvir a voz do coração, pois estão desconectados da realidade interior devido aos condicionamentos. Porém, a criança ainda não chegou a esse estágio. Ela pega na mão da mãe, do pai, e vai, não importa para onde, pois ela confia. Ela é espontânea e diz o que pensa. Só que essa livre expressão muitas vezes incomoda os adultos, pois desperta neles a criança ferida. Por melhor que seja a intenção do adulto, a imposição de regras muitas vezes acontece de forma nociva, pois surge de uma perturbação. Então, em vez de olharem para os conflitos internos e tentarem resolver, eles optam por repreender a criança.

Se nós, adultos, sabemos quanto dói receber um "não" e sermos rejeitados, imagina como é para uma criança, que precisa de todo o cuidado, sentir que não é amada? Para um filho que enxerga os pais como seu mundo, seu chão e suas principais referências, a punição e a rejeição exercem um poder significativo na formação de sua personalidade. A criança percebe que não pode se expressar do jeito dela, porque ela começa a entender que dessa forma não será aceita, e essa não aceitação vira uma ameaça que pode a qualquer momento colocá-la em perigo. Usando sua inteligência, a criança rapidamente vai mapeando quais comportamentos produzem aceitação e quais produzem rejeição. Então, para não correr o risco de ser rejeitada, ela passa a fingir ser o que esperam dela.

Assim, ela começa a construir uma personagem, uma máscara, para ser aceita e pertencer a um grupo e não ter que entrar em contato com suas vulnerabilidades. Por um período da vida, ela até consegue conciliar seu verdadeiro eu com a própria máscara. O ator e a personagem passam um tempo coexistindo, pois a criança é capaz de ser ela mesma com alguns amigos e, paralelamente, com aqueles que a reprimem, ela encarna a personagem. Só que chega um determinado momento em que ela rompe com o real e passa a atuar somente na máscara, esquecendo completamente de quem era.

Como podemos identificar que se trata de uma máscara? Há um hiato entre a máscara e o indivíduo, e esse vazio passa a ser preenchido com ansiedade, angústia, compulsões, inquietação, voracidade, inadequação, vergonha, insuficiência e complexo de inferioridade ou de superioridade. Cria-se um buraco na desconexão entre o que ele finge ser com o que realmente é. O resultado é que ele passa a procurar fora o que na verdade está dentro dele. Esquecemos de que ser livre é sermos nós mesmos, sem medo ou vergonha de ser criticado.

É por isso que o modelo de ensino que temos até hoje transmite um conhecimento secular baseado em um sistema de crenças que diz que a felicidade está fora de nós e pode ser comprada. Educamos as crianças para que elas consigam comprar a felicidade de diversas maneiras, seja criando riquezas ou até mesmo exercendo domínio sobre o outro, pois temos a crença de que, se subjugarmos as pessoas, vamos receber delas aquilo que acreditamos que precisamos. Vivemos uma ilusão, e todo o nosso sistema atual de ensino se baseia no engano.

Quando a escola não respeita o limite que cada criança tem, ela mata sua espontaneidade e, por via de regra, elimina seu amor e sua felicidade. Afinal, somos livres para sermos nós mesmos somente quando acessamos o amor e a felicidade que existem dentro de nós. Se o sistema de ensino não mudar, cada vez mais crianças e jovens precisarão de terapia, e será mais difícil fazer o trabalho de autoconhecimento para que se libertem dos condicionamentos impostos pela educação.

Nos dias de hoje, com a tecnologia, a lógica de recompensa tem ficado cada vez mais problemática. A rede social virou um sistema de recompensas em forma de *likes* (curtidas, em português). Os jovens se tornaram escravos de reconhecimento virtual, e isso tem causado ansiedade, disputa, angústia e depressão. Muitas pessoas dedicam todo o seu tempo em prol de serem vistas, aplaudidas e bajuladas, e, quando não recebem o reconhecimento que esperam, acreditam ser uma forma de punição. Tudo isso também deve ser corrigido pela educação.

Normalmente tratamos a criança como um ser inferior, que não sabe de nada. Mas ela tem uma sabedoria e uma visão a ser compartilhada com o mundo. Precisamos respeitá-las e dar espaço para que ela expresse e mostre do que gosta, a sua vocação, em vez de impor e exigir que faça algo que não é dela. Então, parte dessa nova educação é ouvir a criança, é senti-la e dar força para que manifeste suas potencialidades que já são dela por natureza. Se, por exemplo, ela tem uma vocação artística, precisamos incentivar e apoiar, não forçá-la a entender fórmulas numéricas por um único método. Há diversas maneiras de ensinar matemática de forma que ela consiga ter prazer em aprender, mesmo não sendo sua vocação.

Nosso grande desafio com as crianças é justamente abraçar a chance que temos de ressignificar e promover um renascimento. Por mais que a criança tenha uma sentença kármica, a educação é uma oportunidade de descontinuar a procriação da miséria. Ela nasce amando, confiando e com uma visão clara do que veio fazer no mundo, mas como nós, adultos, com a mente condicionada, vamos conseguir respeitar e criar o espaço para que ela possa revelar todas as suas potencialidades e contribuir para um futuro melhor?

Precisamos estar sempre atentos para não nos confundirmos ao acessar as dores e as necessidades da nossa própria criança ferida, a fim de evitar projeções e identificações. Um adulto que toma consciência do seu condicionamento precisa de muito trabalho para se descondicionar. E esse é o nosso desafio enquanto pais, educadores, cocriadores da realidade. Esse é um tema sobre o qual todos nós deveríamos nos debruçar, porque, ao falarmos sobre a educação da criança, estamos falando sobre o futuro da humanidade. Lembre-se: se você quer ter um resultado diferente, precisa mudar o seu padrão.

É fato que temos nossas limitações e estamos sujeitos a ativar essas feridas inconscientemente, afinal estamos em constante aprendizado. Mas é importante saber que esse é um trabalho concomitante que se trata de um processo. Se você é pai, mãe ou educador, esse conhecimento é justamente para que não se sinta culpado pelas suas falhas, mas busque sempre melhorar sua relação com a criança, tanto a que está dentro de você quanto a que está fora.

TRANSFORMANDO O SISTEMA TRADICIONAL DE ENSINO

Sinto que nossas crianças e nossos jovens carregam uma missão, um propósito respeitável: salvar o milênio, a humanidade. Para isso, precisamos ser no mínimo criativos para conseguirmos transmitir esse senso de responsabilidade, sem colocar todo o peso nas costas deles. Se queremos preparar nossas crianças para o futuro, é importante que reflitamos antes sobre a qual futuro nos referimos. Para onde caminha a humanidade? E quais serão as habilidades necessárias para lidar com os desafios que estão por vir? Atualmente, devido ao avanço da tecnologia da informação, com apenas um toque no celular temos acesso a um enorme banco de dados. A questão é: como usar esse conhecimento em prol da paz, do amor e da liberdade? Estamos mesmo preparados para ensinar uma criança a ser feliz? Estamos preparados para criar um futuro próspero e harmônico? Se não temos isso hoje, como teremos isso amanhã? Como vamos compartilhar aquilo que não temos? Essas são questões complexas.

Como já disse, a construção de uma nova consciência é um trabalho de entrega: plantamos hoje para colher os frutos no amanhã. E uma das formas mais efetivas de fazermos isso é conscientizando as crianças e os jovens sobre suas responsabilidades para com o futuro. Quero convidar você a olhar para a educação por outra perspectiva, não como um sistema tradicional que utiliza métodos para transmitir conhecimentos, mas como um conjunto de ensinamentos práticos e teóricos sobre todos os aspectos da vida, que vão preparar a geração atual para a construção de uma nova realidade.

O que conquistamos até agora? Em questão de domínio da matéria, temos avançado significativamente. Temos sondas espaciais explorando a galáxia, sondas internas explorando as delicadezas das células, evolução tecnológica que cresce a cada minuto, descobertas incríveis na ciência, desenvolvimento da inteligência artificial, o domínio da nanotecnologia. Mas a questão é: o que nos move é um sentimento de solidariedade? Estamos buscando criar uma cultura de paz e de amor? Onde estamos procurando a felicidade? Enquanto estivermos adormecidos, agindo a partir da "normose", vagando nesse sonho coletivo, não seremos capazes de questionar esse modelo, que é tão nocivo, mas aparentemente invisível diante dos nossos olhos.

Depois de um longo estudo sobre o sistema de ensino, estou convencido de que a educação hoje exerce uma influência muito mais negativa do que positiva sobre as crianças. Alguns alunos, em razão de determinadas sentenças kármicas, de fato conseguem escapar e fazer bom uso do conhecimento que lhes foi transmitido. Mas eles são exceções. A grande maioria consegue até ganhar dinheiro, mas não tem a menor ideia de onde está a felicidade, de como lidar com conflitos internos, como a raiva, o medo e a frustração. Sabe a fórmula para enriquecer, mas não é capaz de se relacionar pacificamente com o outro.

Se queremos um futuro diferente, precisamos provocar uma descontinuidade nesse modelo de educação, porque o hoje é o resultado do ontem, então, quanto antes tentarmos mudar o ensino, mais chances teremos de construir um futuro melhor. Portanto, a primeira coisa que precisamos fazer é realizar um verdadeiro rompimento com o modelo de ensino atual, começando com a inclusão do conhecimento sobre autorrealização no currículo, que mostra que a felicidade está dentro de nós e nos ensina a como acessá-la. Em síntese, sinto que o nosso grande objetivo aqui é despertar a nossa essência e impedir que a educação crie capas que encubram o amor. Temos a fórmula para isso? Não, mas podemos encarar o momento como uma grande oportunidade para já colocar algumas ideias em prática.

Precisamos criar espaços para que as crianças sejam elas mesmas. É óbvio que, para viver em sociedade, há que se ter regras e limites — até para o bem da própria criança. Mas essa ordem precisa ser transmitida com respeito e amor. Já sabemos, por exemplo, que o autoconhecimento nos liberta, e esse processo começa com a auto-observação. Então, para que a criança possa acessar e preservar desde cedo sua verdadeira essência, é preciso incluir no currículo escolar a prática da auto-observação e da meditação (*mindfulness*).

A educação também precisa contemplar valores como a democracia e os direitos humanos — instituições que sustentam a nossa vida em sociedade e a mantêm minimamente segura (ou, pelo menos, deveriam). Talvez na essência desse novo sistema seja necessário saber gerenciar emoções para que a criança aprenda a dialogar, a chegar em uma solução para um conflito, sem precisar ferir o outro. Embora hoje não seja possível fazer em grande escala, é possível ter ilhas de excelência em lugares onde possamos colocar em prática essa visão e aos poucos ir ganhando força.

No Brasil, tivemos um avanço significativo ao inserir na nova Base Nacional Comum Curricular o desenvolvimento das chamadas habilidades socioemocionais. Foi uma forma discreta de falarmos da necessidade de desenvolver o autoconhecimento. Essas são competências que ensinam os jovens a se relacionarem, a gerenciar emoções, a lidar com seus conflitos internos. Abrimos um caminho, mas a transformação é incerta, porque, por mais destrutivo que o sistema de crenças possa ser, ele nos dá uma sensação de segurança. É por isso que a quebra de paradigmas muitas vezes causa medo na sociedade e é tão difícil de ser aceita.

Além disso, também é fundamental que tenha educação financeira, estudos mais aprofundados sobre o meio ambiente e educação artística, sendo esta o elemento que conecta todos esses saberes. Embora, em algumas instituições de ensino, a arte seja uma matéria obrigatória, ainda é uma modalidade muito escolarizada, cheia de critérios e regras. A arte deve ser uma prática de expressar o Ser, e sinto que ela pode abrir um caminho para encontrarmos o equilíbrio, a verdade, a paz, a cooperação, a gentileza, o altruísmo, e assim sucessivamente.

Universidades renomadas, como Harvard e Yale, já incluíram no seu currículo o curso sobre felicidade. Aqui no Brasil, um político se inspirou nessa ideia e apresentou um projeto para as escolas do município. A matéria incluiria estudos como qualidade de vida, inteligência emocional, liderança positiva, relações humanas, criatividade, potencialidade, autoconhecimento, solidariedade, empatia, saúde emocional e gratidão. Iniciativas como essas merecem todo o apoio, para que possam cada vez mais prosperar e se espalhar pelo mundo, pois são sementes que estão sendo plantadas para serem colhidas no futuro.

A FUGA DOS JOVENS

Os jovens e adolescentes que já passaram por todo o processo de desconexão com a essência durante a infância, agora se deparam com o desafio de se "encaixar" em um mundo onde, na verdade, é impossível alguém se adequar. Essa frustração acaba causando problemas psicológicos, como transtornos, vício em álcool, em drogas e em sexo, podendo caminhar para o suicídio. Quanto maior o desajuste, maior o transtorno. O desencaixe social encontra um eco no desencaixe com o Ser. Por conta da repressão que faz o jovem necessitar de amparo, é necessário criar condições para ele se expressar, pois ele precisa de voz e ao mesmo tempo de um lugar seguro, onde possa ser ele mesmo sem julgamento, crítica, condenação ou qualquer tipo de repressão que possa ser um gatilho para trazer de volta seus traumas passados.

É importante lembrar que estamos no meio de uma revolução de consciência, transitando de uma dimensão para outra. Os jovens, que neste momento, em algum grau, estão tendo a chance de acordar, se encontram perdidos, não sabendo lidar com a sensibilidade e com alguns dons que despertaram dentro deles. É possível também que nem ao menos tenham um vislumbre do que pode ser seu verdadeiro eu. O rompimento pode ter ocorrido de maneira tão intensa que ele passou a se identificar fortemente com a máscara.

Na realidade em que nos encontramos hoje, não há espaço para nos manifestarmos, pois esses dons são aceitáveis somente dentro de uma nova consciência, que está vindo, mas ainda não chegou. Em paralelo, a psicoterapia e a arte vão abrindo caminhos para essa compreensão. Costumo aconselhar os terapeutas, que convivem diariamente com jovens perturbados, a incluir três frentes de trabalho com eles:

- **ACORDAR A ARTE.** Não importa qual seja, artes plásticas, música, teatro, cinema, corte, costura, entre outras manifestações;
- **DESBLOQUEAR O CORPO.** Toda essa energia parada está no corpo, e o yoga, a dança e as atividades físicas das mais diversas podem ajudar a desbloquear a energia do corpo;
- **CONTATO COM A NATUREZA.** Mexer na terra, nadar na água, rio ou mar, plantar, conectar-se com as flores e com os animais abrem espaços para que possamos aos poucos nos reconectar com o Ser.

Em suma, a educação deve estar focada no desenvolvimento de um caráter verdadeiramente bondoso e altruísta, para que as crianças e os jovens aprendam a fazer bom uso dos conhecimentos que estão disponíveis no mundo. A educação deve focar em atender às necessidades no campo do desenvolvimento integral dos seres humanos — e não apenas na memorização de conteúdos. Falamos sobre a educação, mas gosto sempre de lembrar que o amor é a seiva da vida. De diferentes maneiras, seguindo táticas para despertar o que há de melhor dentro de nós: o amor.

UMA NOVA FORMA DE SE RELACIONAR COM A NATUREZA

A natureza é a extensão do nosso corpo. Não há separação entre a nossa natureza interna e a natureza como conhecemos. Segundo a cosmovisão Védica, *Prakriti* é a matéria, e nosso corpo físico é a natureza também. Se olharmos mais atentamente, vamos perceber que nossa conexão com a natureza é um desdobramento da relação que temos com nossa mãe (biológica ou quem nos criou). Ou seja, a natureza é a extensão do nosso corpo, que é a extensão da mãe, pois é dela que saímos.

À medida que investigamos mais a fundo, vamos encontrando contas abertas com o feminino através da nossa relação com a mãe. Nascemos dela desejando um amor exclusivo, que entendemos vir do leite que ela nos provê. Para uma criança, a mãe é o mundo, e, durante um tempo, ela acredita que pode controlar tudo à sua volta. Porém, mais tarde, descobre que não é possível, então ela se frustra, se enraivece e quer se vingar. É por isso que uma das dores básicas que nos habita está nessa relação com a mãe, e é isso que dá origem ao ódio, que é o propulsor da destruição da natureza. Essa é a forma de nos vingarmos da mãe por não termos mais todas as nossas necessidades atendidas.

A criança que tem um bom karma — por ter tido uma mãe amorosa e mais consciente — fará essa travessia com maior facilidade e poderá curar as feridas, despersonalizar-se e transcender a ideia de que ela é filha. Mas, se ela teve um mau karma — por ter uma mãe imatura, ignorante e agressiva —, a tendência é que tenha maior dificuldade e, quanto maior a dor ainda incompreendida, maiores são os pactos de vingança que agem na forma de auto-ódio e de punição em relação a ela mesma e à natureza. Sem dúvida o externo é um reflexo do interno.

Na parte que falei sobre educação, citei os estados mais agudos de depressão, ansiedade e doenças psicoemocionais, causados pelo distanciamento da nossa essência, da nossa natureza. Da mesma forma que a ignorância faz você se intoxicar, você intoxica a natureza. Assim como as pessoas vendem seus órgãos, elas vendem os recursos naturais, movidos pela crença de que o dinheiro vai suprir todas as suas necessidades e que a felicidade está fora e pode ser comprada.

Para entrar mais fundo nesse assunto, precisamos nos conectar com o sistema de crenças que tem como base a ideia de que, para se sentir forte, é necessário destruir, ter e acumular, e questionar a forma como estamos vivendo nesse mundo. E isso inevitavelmente se reflete na economia e no consumo. Queimamos as matas, poluímos as águas, produzimos lixo desnecessário, sem saber que, na verdade, ao ferir a natureza, estamos ferindo a nós mesmos. Temos péssimos hábitos alimentares, poluímos o nosso corpo e adoecemos sem ao menos saber, pois estamos agindo mecanicamente a partir do estado de adormecimento da consciência. Fazemos tudo isso, porque estamos vivendo dentro de um sonho que tem uma dimensão pessoal e uma dimensão coletiva. Estamos sob um encantamento que nos diz o que comer e o que fazer e tomamos isso como verdade.

O ser humano se tornou muito vaidoso e arrogante, acreditando veementemente que a natureza está aqui para servi-lo e que ele pode consumir à vontade, pois nunca lhe faltará nada. Por essa lógica, se o consumo é infinito, a fonte deve ser infinita, mas não é isso que vemos na realidade. Há reservas que já se esgotaram. É por isso que tem pessoas tentando encontrar outros planetas para habitar. De longe, essa não é a melhor saída, pois vamos continuar explorando e destruindo onde quer que estejamos.

Já estamos sendo forçados a lidar com o karma acumulado das ações passadas de destruição da natureza que seguimos cometendo até hoje. Este é um momento muito crítico do planeta. Compreendo o planeta como um só corpo, e o Brasil, que é um dos órgãos desse corpo, está em colapso. As evidências são claras: o rompimento de barragem em Mariana e em Brumadinho, a degradação do Cerrado, o desmatamento na Floresta Amazônica, o vazamento de petróleo no litoral, as alterações climáticas gerando chuvas excessivas em alguns lugares e escassez em outros, isso para citar apenas alguns dos impactos.

O que mais precisa acontecer para abrirmos os olhos? Considero que todas as tragédias que estão acontecendo hoje são uma passagem do ciclo da *Kali Yuga*, e, se você compreende o que estou dizendo, sinto que precisamos nos unir e nos organizar para cuidarmos melhor da natureza e realizarmos essa travessia da melhor forma possível. Todos nós temos a obrigação de dar conta desse karma, pois ele é fruto da ignorância coletiva e está vinculado a toda a humanidade, não só aqueles que a destroem.

DESCONSTRUINDO O SISTEMA DE DESTRUIÇÃO DA NATUREZA

Em uma visita que fiz ao Acre, em 2021, tive a oportunidade de conversar com o economista e sustentabilista Dande Tavares, que atua na área socioambiental da Amazônia há mais de vinte anos. As mudanças climáticas não só já são uma realidade como uma urgência, e é de extrema importância compreender o papel fundamental da floresta nessa regulação. Na época, Dande me apresentou alguns dados impressionantes sobre o impacto do desmatamento das florestas tropicais na emissão de gases efeito estufa. Na Amazônia, aproximadamente 18% da área original da floresta foi desmatada. Há estudos que apontam que, se esse número ultrapassar 25%, os ciclos de regulamentação da floresta podem não retornar mais.

Sinto que focar na importância desse bioma para o mundo é o papel de todos aqueles que já estão ganhando consciência sobre esse tema. E não é só por eu ter nascido no Brasil e por ter vivido grande parte do meu caminho espiritual iniciático dentro das religiões ayahuasqueiras brasileiras, que têm sua origem na Floresta Amazônica, que eu me preocupo. A Amazônia é o berço da biodiversidade, não somente ecológica, mas também social. É o berço de saberes ancestrais dos povos originários, que sabem utilizar as medicinas da floresta para a cura. É *dhármico* que façamos o que for necessário para proteger o espaço físico da floresta e seus habitantes, trabalhando em prol da proteção dos povos tradicionais da floresta e das mais diversas tradições espirituais que ali estão.

Há décadas, frequento a Amazônia todo ano, pois faz parte do meu caminho espiritual, e essa experiência me permitiu ter testemunhado ao longo desses anos o avanço da destruição na floresta. Porém, conversando com Dande, ficou claro que, embora ainda não exista na floresta um modelo em larga escala que gere riqueza para a população sem destruir a natureza, há iniciativas muito promissoras que estão sendo desenvolvidas por ativistas que, cada qual com seu karma e seus propósitos, estão engajados em tentar desenvolver um modelo baseado na geração de valor econômico e social, respeitando as culturas dos povos originários e trabalhando para a regeneração do solo e dos ciclos positivos, na proteção e na promoção da dinamização da biodiversidade, na regulação do clima, no estoque de carbono, entre outros temas de sustentabilidade. A Costa Rica, por exemplo, ao colocar a floresta no centro do seu desenvolvimento, tem obtido resultados positivos. Na Amazônia brasileira também já é possível ver resultados de iniciativas de produtos e serviços sustentáveis em diversos setores, como cosméticos, culinária, medicina etc.

Como disse Dande: "Mas, para que novos modelos sustentáveis possam se estabelecer, é importante que se trabalhe nos sistemas como um todo, compreendendo a complexidade de todos os envolvidos, pois as razões para a destruição vão além da lógica somente financeira. Por exemplo, atualmente um hectare de plantação de açaí rende mil dólares, enquanto um hectare de gado ou soja rendem menos de 250 dólares. Ora, por que então não acontece uma migração de negócio? Porque a lógica está toda montada para uma direção, existe um pensamento predominante do sucesso no agronegócio que é muito forte, e as pessoas buscam pelo sucesso no formato em que ele é mais conhecido, pois existe a necessidade de pertencer a uma fórmula de sucesso. As pessoas querem pertencer a uma cultura, e a cultura do agronegócio em seu formato mais devastador é sustentada também pela indústria do entretenimento que está ligada à cultura da expansão rural da ocupação do Centro-Oeste e do Norte do país". Mais adiante no capítulo, quando falarei sobre a indústria do entretenimento, vou explicar como ela contribui fortemente para a retroalimentação dos sistemas de destruição.

No geral, já temos tecnologias de sustentabilidade, como um mecanismo que transforma lixo em energia, que dispensa o uso do petróleo e produz energia sem precisar construir hidrelétricas e destruir a floresta. As pessoas costumam me perguntar se valeria mesmo a pena se dedicar a um projeto de mudança de consciência e se há tempo de "salvar" o meio ambiente. Eu explico que não devemos nos preocupar com o resultado final, mas que precisamos nos entregar ao nosso propósito com amor e consciência de serviço. E como é que podemos esperar que uma população de quase 8 bilhões de pessoas se conscientize? O fato é que você não deve perder seu tempo esperando que a humanidade acorde. Trate de acordar você. À medida que você desperta, passa a influenciar quem está à sua volta e vai tomando atitudes práticas, que já estarão contribuindo para a mudança no planeta. A questão é que precisamos voltar para o denominador comum, que é aquilo que sustenta o estado de consciência que nos direciona para a destruição: o sistema de crenças.

CUIDAR DA NATUREZA ESPIRITUALMENTE

Entendo que cuidar da natureza é o nosso *sadhana*, nosso trabalho pessoal de autodesenvolvimento. Por isso, não se preocupe com o resultado da sua ação. Dedique sua energia para acordar espiritualmente. Assim, aos poucos, você começa a perceber que a natureza é de fato uma extensão do seu corpo, e, se você é capaz de ferir a natureza, é porque fere o seu corpo sem dó nem piedade.

Perceba que a única saída para o ser humano é acordar espiritualmente. Para nós, que já estamos tomando consciência, é importante buscar alternativas mais sustentáveis para viver. Digo isso porque o karma não é apenas resultado da ação, mas da intenção que existe em cada ato. Portanto, se você já sabe que algo não está correto e não deve ser feito e mesmo assim o faz, o resultado dessa ação será cobrado em breve e a conta será ainda maior. Esse é um peso que precisamos carregar conforme vamos ganhando consciência.

Para tratar a ferida e desfazer o nó kármico, ou seja, transformar o ódio em amor, ingratidão em perdão, precisamos em primeiro lugar nos harmonizar com a mãe. Para isso, é necessário entrar em contato com nossas dores, acolhê-las, compreendê-las para então transmutá-las. O lótus é uma flor que nasce da lama, que é símbolo de transcendência. O amor puro consciente nasce da dor. Para nós, entidades humanas em evolução neste planeta, é assim: à medida que acolhemos as dores existenciais e nos permitimos compreendê-las, ocorrem a transcendência, a transformação da dor em entendimento e compaixão.

A cura da natureza acontece mais profundamente quando conseguimos ter compaixão — quando de fato nos emocionamos ao tomar consciência dos danos que a nossa ignorância tem causado para este planeta. É esse fluxo de compaixão que possibilita a transformação. Uma lágrima verdadeira que você derrama vale mais do que mil palavras, pois significa que você compreendeu a essência desse conhecimento em um nível além do mental. Essa compaixão é o que faz você usar os poderes que lhe foram dados a serviço da cura de si e do planeta, por exemplo, sua inteligência, seus dons, seus talentos, suas riquezas adquiridas em prol do bem.

Você deve realizar a transformação como Karma Yoga — o yoga da ação, do serviço, praticado de forma desinteressada, ou seja, sem esperar nada em troca, nem mesmo ser bem-sucedido. Mas você deve se esforçar para isso, desde ajudar a criar uma política pública até preparar uma comida com carinho para deixar alguém feliz. É através desse serviço que você se purifica, expande a consciência e desperta.

Precisamos fortalecer a amizade com nosso corpo. Essa "eco-amizade" precisa crescer. E isso deve ser ensinado ainda na escola. Através da oração e da meditação, vamos colocando o amor em movimento e nos preparando para romper com os ciclos de destruição. Quando você começa a romper com o sadomasoquismo, passa a querer o bem para si e consequentemente para outro. À medida que vamos acordando, o auto-ódio e a autopunição são dissolvidos dando lugar ao amor. Assim, começamos a nos tratar melhor, a querer ter mais saúde e a sentir amor por nós mesmos. Esse conhecimento vai fazer você deixar de machucar seu corpo e, consequentemente, deixar de destruir a extensão dele, que é a natureza.

O fato é que não podemos mais seguir alimentando esse sistema. Você, que está buscando novas maneiras de se relacionar com a natureza, harmonize-se com seu corpo e com a vida ao seu redor, aproxime-se da natureza, das florestas, dos rios, dos mares. Conecte-se com os biomas, pois são verdadeiros tesouros para a humanidade. Vamos continuar fazendo o que está ao nosso alcance, com simplicidade e pensamento elevado. Essa é a base para atravessarmos esse ciclo. Você não pode salvar o mundo, mas pode salvar a si mesmo, e, salvando a si, influencia o grupo que estiver perto. Se você colocar em prática tudo o que estou transmitindo aqui, tenho certeza de que vai conseguir se alinhar com a natureza e com o meio ambiente, pois estão conectados ao seu Ser.

UMA NOVA ECONOMIA COM UMA NOVA CONSCIÊNCIA

A forma como o trabalho, o dinheiro e o consumo funcionam na sociedade é reflexo da nossa consciência. Quando vemos o resultado dos modelos econômicos adotados pelo mundo afora, fica evidente a nossa miséria interna. Ou seja, não será possível criar um novo modelo econômico enquanto o tripé trabalho-dinheiro-consumo estiver ancorado em crenças que nos distanciam da nossa autorrealização.

Como havia dito no tópico anterior, a desconexão com o nosso Ser cria um grande vazio dentro de nós que tentamos preencher buscando aquilo que está do lado de fora. Somos ensinados que a felicidade pode ser comprada, por isso nos sentimos constantemente frustrados, pois, quanto mais consumimos, mais insatisfeitos ficamos. Afinal, teimamos em procurar fora aquilo que já está dentro de nós mesmos.

Atualmente, podemos perceber que, para a grande maioria da população mundial, o trabalho está desconectado do propósito. As pessoas trabalham para atender a duas demandas: as necessidades básicas de sobrevivência ou os desejos do ego por sucesso e reconhecimento. Os sintomas mais evidentes disso são o estresse, a falta de tempo, o cansaço e diversas outras doenças mentais ou físicas que nos assolam.

O dinheiro já deixou de ser um meio para ser um fim há muito tempo, tornando-se o principal objetivo do trabalho. Passamos a acreditar na falsa segurança de que, quanto mais acumularmos, melhor estaremos. Todo esse sistema ainda é alimentado pelo consumo infinito de recursos em um mundo material que é finito. Vivemos em uma engrenagem que é constantemente sustentada por boas estratégias de marketing, para estimular o consumo de produtos e serviços que, na maioria das vezes, não são necessários. Não é à toa que, hoje em dia, a economia mantém indústrias tão destrutivas para a saúde do ser humano e do planeta, como a da carne, do petróleo, dos transgênicos, da guerra, entre outras.

Não estou aqui negando o valor do dinheiro. Na verdade, quando usado de forma consciente, vejo que ele é uma ferramenta muito importante que pode realizar grandes benefícios para a humanidade. É o apego que distorce o significado do dinheiro, e o nosso maior desafio é transcender o medo — o agente corruptor da frequência divina de *Mahalakshmi*, a deusa da abundância e da prosperidade. O medo que se instalou lá atrás, quando houve a cisão entre o Ser e a criança, em que ela foi forçada a fingir ser o que não era por medo do abandono e da rejeição, criou uma entidade que tem desejo de acumular e de ter mais do que de fato precisa na vida. O ponto central do colapso que estamos vivendo é o eixo da economia que se sustenta pelo medo gerado dessa ausência do eu real.

Como então podemos sair disso? Existe uma esfera pessoal e uma coletiva, mas o trabalho começa com você. Se tentar implementar um sistema ou um modelo para a sua própria vida com o objetivo de fugir dos seus traumas, você não terá sucesso, assim como enxergar o dinheiro como algo ruim, um pecado, um erro. Isso só vai aumentar a polaridade, a cisão entre aqueles que não têm e aqueles que têm, evoluindo para brigas políticas e ideológicas. Quando tentamos prosperar sem olhar sinceramente para aquilo que dentro de nós bloqueia o fluxo da prosperidade, podemos até criar riquezas que permanecerão conosco por certo tempo, mas esse império uma hora vai ruir.

É fato que todos precisam ter suas necessidades atendidas. Você habita um corpo que necessita ser nutrido, protegido e guardado. À medida que compreendemos quais elementos são essenciais para nós, passamos a produzir somente aquilo que precisa ser consumido para atender a uma necessidade real, e não simplesmente para acumular. O acúmulo é sem dúvida um dos principais fatores do desequilíbrio no ecossistema. Mas somente você sabe qual é o seu ponto de equilíbrio, mais ninguém, porque cada um tem uma história, um karma, uma necessidade. Alguns vão tentar curar o sistema de crenças com mil reais na conta; outros, com um bilhão, um trilhão. Não tem certo ou errado, o que existe é um processo pessoal de autodesenvolvimento em que cada um vai precisar encontrar seu ponto de equilíbrio. Mas já posso adiantar que nenhum dinheiro jamais vai conseguir preencher nossos vazios internos.

O PAPEL DO DINHEIRO

O que você precisa para ser feliz? Quanto você custa por mês? O que você pode fazer para ter esse custo pago? Onde você pode encontrar o prazer que atenda às suas necessidades? Para conseguirmos chegar a uma solução, é necessário identificar e transmutar as crenças que sustentam o "não" para o dinheiro e para o prazer. O dinheiro é uma energia muito poderosa que, se você souber lidar com ele, pode te ajudar a atravessar essa experiência terrena com mais tranquilidade e mais conforto. Caso contrário, o dinheiro pode te destruir. É preciso se aproximar dele sem julgamento e sem medo e estar aberto para aprender a fazer a conta básica, a fim de que você possa aos poucos encontrar seu ponto de equilíbrio.

Vamos lembrar de alguns aspectos básicos do conhecimento. Em essência, somos um "sim". O eu real — ou o eu superior, esse raio do sol que somos — por si só já é prosperidade, saúde, amor e alegria. Porém, ao longo do tempo, devido às experiências psicoemocionais que vivemos, construímos capas que encobriram o "sim", dando lugar para o "não". Quando se sente livre para ser quem você é em uma determinada área da vida, você vibra na energia do "sim" e automaticamente tudo flui. Então, você se sente abençoado, com sorte, sabendo que tudo vai dar certo. Por outro lado, nas áreas em que usa máscara e deixa suas crenças limitantes se manifestarem, você vibra na energia do "não", e consequentemente as coisas não dão certo.

Dito tudo isso, como é que você está na área do dinheiro, da prosperidade? Você se sente abençoado e com sorte? Ou para você o dinheiro é um problema porque você gasta mais do que ganha? Ou é escravo do medo de perder o que você acumulou? Se esse é o caso, vá atrás das crenças, porque elas o impedem de encontrar seu ponto de equilíbrio.

Além das crenças da história pessoal, há também heranças dos ancestrais, as influências do universo transpessoal, que às vezes são impeditivos do fluxo da prosperidade. Esses ancestrais não tiveram a chance de prosperar (quem sofre do medo de perder o que acumulou ou é indulgente em relação ao que se conquistou também não é uma pessoa verdadeiramente prospera, pois a verdadeira prosperidade inclui a paz na relação com o dinheiro), eles ainda podem estar se sentindo excluídos do sistema e sofrendo as dores geradas pela falta. Precisamos incluí-los em nosso sistema energético e psíquico e, de alguma maneira, reparar essa ferida que ficou aberta em nosso sistema familiar. Precisamos honrar nossos ancestrais, além de compreender suas dores e de incluí-los. Pode ser de grande valia fazer uma oferenda com flores, água, incenso. Ou seja, precisamos emanar luz e amor para eles, afinal, é uma influência tão grande em nosso sistema que, em algum nível, sem perceber, temos medo de prosperar para não feri-los, assim como muitos têm dificuldade de prosperar mais do que os pais para não perder seu amor.

Especialmente para você, que é um buscador espiritual, e que foi e é influenciado por diferentes doutrinas, teorias e pensamentos espirituais, é importante muita atenção, porque várias transmissões espirituais ao longo da história desconsideravam a importância da matéria, negligenciaram

Annapurna Lakshmi, que são as frequências divinas da prosperidade e da abundância. Mas cada coisa tem seu lugar na existência. Prosperidade também é Divina, porque ela faz tudo crescer e prosperar. Como diz o sábio ensinamento do cristianismo: "Dai a César o que é de César e dai a Deus o que é de Deus". Em outras palavras, as leis da matéria precisam ser respeitadas para que haja harmonia, senão criamos um karma material que vai nos perseguir e prejudicar.

Uma das leis da matéria é a lei do pagamento, que é um aspecto da lei do dar e receber, da lei do intercâmbio. É uma forma de honrarmos o valor das coisas. O seu serviço tem um valor e precisa ser honrado. Isso pode ser feito através de um montante em dinheiro ou trocando por alguma outra coisa. Mais importante do que honrar o valor do serviço é reconhecer esse valor. Damos com gratidão porque reconhecemos que recebemos. Esse é um dos pilares da prosperidade.

Quando você é grato por aquilo que recebe e cede à lei do pagamento com gratidão, você começa a funcionar no fluxo da prosperidade e da abundância. Pague tudo com gratidão. Por exemplo, dentro da tradição védica, onde o conhecimento é transmitido através da relação mestre e aluno, o pagamento é realizado por meio da *dakshina* ou do *seva*. *Dakshina* é o termo da tradição védica que se refere ao pagamento dado a um mestre espiritual pelos ensinamentos recebidos. Pode ser um valor determinado por ele, um valor livre, se o contrato for esse, ou ainda algum serviço prestado. Por exemplo, se você quer ser minha aluna e aprender comigo, eu posso designar um valor fixo pelas minhas aulas, sugerir que você contribua livremente ou posso combinar de receber o pagamento na forma de um serviço. Tudo dependerá do acordo feito entre mestre e discípulo. Já *seva* é o serviço prestado ao sagrado de forma desinteressada, que pode ser desde uma caridade em um projeto social até um serviço prestado a um mestre em um *ashram*. O *seva* é também *sadhana* (prática espiritual) que tem como objetivo a purificação do ego e dos maus karmas.

Tudo isso volta para você, pois é uma lei básica, também muito enfatizada pelo cristianismo: "É dando que se recebe". Mas deve ser uma doação consciente, sem querer receber em troca. Eu não estou falando de barganha, mas de um sistema consciente de troca, de intercâmbio, como é na natureza, em que tudo o que você planta, você colhe. Se você agradece em algum momento, essa gratidão retorna para você. É o fluxo que faz tudo crescer e prosperar. Quando estamos em harmonia com as coisas à nossa volta, acontecimentos positivos vêm com facilidade. Tudo o que necessitamos chega para nós na hora certa, e, com isso, vamos desenvolvendo confiança em nós mesmos e na vida.

Em síntese, primeiro é necessário se harmonizar com o fluxo da prosperidade e da abundância. Um dos elementos criadores da harmonia é respeitar a lei do pagamento com gratidão sincera. Essa harmonia com o fluxo da prosperidade e da abundância talvez seja a grande novidade em relação ao dinheiro e a economia. E eu digo que isso não é novo, pois diz respeito à nossa essência, somos prosperidade. É como se estivéssemos voltando para casa. Se somos filhos de Deus, que é o dono das glórias eternas e da riqueza universal, por que existe um sentimento de vazio? Por que temos medo de que algo falte para nós (tendo ou não dinheiro)? O fato é que as crenças precisam ser identificadas e transmutadas.

Quando removermos essas crenças limitantes, certamente ficará mais fácil pensarmos em um modelo de economia (produção e consumo), que seja benéfico para a nossa sociedade. Estamos voltando para o mesmo propósito: colocar Deus como ponto central da nossa vida. Quando estou falando de Deus, não me refiro a Deus que está fora, longe e em algum lugar, mas ao Ser, ao eu mais profundo que somos nós.

ATIVANDO A PROSPERIDADE E A ABUNDÂNCIA

Quando falamos em prosperidade e abundância, é inevitável pensar em bens, posses e fortuna, mas essa consciência vai além da capacidade de ganhar dinheiro. Muitas vezes temos a sensação de que estamos nos esforçando muito, mas recebendo pouco. Nesse caso, devemos investigar em que área da vida estamos em desalinhamento com aquilo que determina o nosso coração. Eu diria que a prosperidade e a abundância estão mais relacionadas à lei do mínimo esforço, que diz ser através de pequenos esforços que as coisas grandiosas são feitas e as necessidades atendidas com facilidade. Isso ativa um círculo benigno autoperpetuador que vai criando situações positivas, em que você se sente agradecido e passa a enxergar a graça e a beleza na vida.

Lembre-se sempre de uma lei básica da vida: semelhante atrai semelhante. A consciência de prosperidade atrai prosperidade. A verdadeira prosperidade é a consciência de que suas necessidades são atendidas. É o saber e a confiança nessa divina providência, que elimina o medo da escassez. Não é teoria ou uma crença, é um saber. É isso que ativa o fluxo da prosperidade. Quando aquilo que você tanto deseja não acontece, você enxerga essa situação como uma oportunidade para revisar os seus desejos e ver se são mesmo necessários e se estão alinhados ao *Dharma*, que é a lei da existência.

A prosperidade e a abundância são dimensões do Ser. O que impede que esse natural estado do Ser se manifeste são geralmente crenças limitantes e condicionamentos que bloqueiam o fluxo natural da dimensão do amor. Entender isso é muito importante, porque o conhecimento é uma das medicinas mais eficazes para desbloquear o fluxo da abundância. O conhecimento nos mostra que a prosperidade, que também é a consciência de merecer a abundância, é um direito legítimo de todo filho desta Terra. Infelizmente são poucos os que sabem disso e os que usufruem desse direito.

Os conceitos por trás da verdadeira riqueza são bem simples e, justamente por serem simples, muitas vezes são negligenciados. O ego busca coisas complexas e de difícil absorção, exatamente para continuar seu ciclo de pseudocontrole. Por exemplo, às vezes fazemos uma série de coisas para tentar prosperar, mas esquecemos de fazer o básico, que é reprogramar o subconsciente com a ideia da riqueza. No nível consciente, podemos fazer todo tipo de esforço, como assistir a cursos que ensinam técnicas para ganhar dinheiro. Mas, se o subconsciente estiver programado para fracassar financeiramente e não for reprogramado, nada vai adiantar. A reprogramação é simples, mas poucos conseguem colocá-la em prática. Então, o que fazer? Por exemplo, experimente em estado de relaxamento profundo repetir mentalmente a palavra "riqueza". Faça isso antes de dormir, procurando adormecer repetindo esse "mantra". Ao acordar, também faça o mesmo. Ou seja, faça a repetição mental da palavra "riqueza" nos momentos em que estiver entre o estado de vigília e de sono. Observe o que emerge na sua vida e na sua consciência. Assim, é possível que aos poucos o subconsciente seja reprogramado. Gradualmente, você vai criando consciência de prosperidade.

O ego sonha com a liberdade, mas não se permite ser livre. A verdadeira prosperidade proporciona isso, porque ela é o fenômeno que nos possibilita ter todas as nossas necessidades atendidas. Perceba que isso nos liberta, inclusive do medo, que é um dos mais cruéis carcereiros do nosso psiquismo. Quem tem consciência de viver no medo sabe do que estou falando. Somente quando estamos enraizados no Ser é que cocriamos com o universo. A criação surge da fonte, e, se estamos conectados a ela, o poder de realização usa o nosso aparelho corpo/mente para criar aquilo que precisa ser feito. Mesmo que não tenhamos consciência disso, temos em nós o DNA do criador, a frequência divina de Brahma. Entenda que tudo é energia e informação e, quando aprendemos a direcionar os vetores da energia e da informação, nos tornamos raios de realização. Temos a capacidade de realizar, de fazer e acontecer.

Os pensamentos são a matéria-prima utilizada para criar, seja o que for, da doença à saúde, da miséria à abundância. O pensamento aciona a energia que está dentro e a que está fora. Tudo é energia. Tudo é átomo. E tudo pode ser manipulado através de pensamentos intencionais. Nós criamos o nosso destino. Alguns pensamentos criam miséria, e outros criam abundância. Se estamos criando miséria e querendo abundância, estamos sendo vítimas de pensamentos inconscientes ou semiconscientes que precisam ser neutralizados. Se pudermos nos tornar conscientes de tais pensamentos, mais rápida será a neutralização deles, pois a prosperidade, ou ter nossas necessidades atendidas com facilidade, ocorre quando não há mais contradição dentro de nós — quando pensamentos, palavras e ações estão alinhados e focados na mesma direção.

Mas, às vezes, os pensamentos contrários estão inconscientemente longe do nosso campo de visão. Por exemplo, você pode afirmar conscientemente que merece a riqueza universal, mas o programa instalado em seu subconsciente não acredita nisso. É preciso reprogramar a mente com pensamentos geradores da realidade a qual você quer materializar. Isso é como uma medicina que vai pouco a pouco neutralizando os efeitos das crenças e os pensamentos contrários mais arraigados. Você vai purificando as crenças limitantes com afirmações potencializadoras. Seja generoso e desprendido. Não se perca em mesquinharias. Volte a se lembrar da fonte infinita. Essa lei é realmente muito importante, pois ela nos faz entender vários aspectos fundamentais do jogo divino.

GENEROSIDADE E IGUALDADE SOCIAL

Esse assunto se torna complexo quando vamos além da esfera pessoal de desenvolvimento espiritual e encaramos os problemas sociais que vivemos. Infelizmente, nossos líderes, políticos e governantes não têm consciência espiritual para fazer política pública e atender à necessidade de todos. Isso é um grande problema, porque, sem essa consciência, promover harmonia e justiça social vira uma obrigação, e não um propósito maior de vida. O governante está no poder por uma viagem do ego. Ele quer ter poder porque ainda está em uma fase de cristalização do ego.

Então perceba que a nova realidade ainda não pode se manifestar em todos os lugares. Estamos falando de manifestar primeiro no nível pessoal, na sua vida, em que você passa a influenciar um espaço e depois vai criando grupos, ilhas de excelência. É assim que vamos propagando essa visão, afinal só podemos dar o que temos para oferecer. Só vamos nos doar verdadeiramente se estivermos de coração aberto.

A generosidade real é uma fragrância da abertura do seu coração. Quando você se desamortece, passa a sentir no primeiro momento suas próprias dores e, aos poucos, a dor do outro. Você pratica a empatia e quer ver o outro feliz e em paz. Quando você em algum momento passa pelo inferno e vê o que é sofrimento, também vai querer que o outro saia desse lugar de dor. Mas, se você não conseguir ser generoso, esteja atento para não se condenar e não se culpar. Mesmo que já tenha compreendido a importância dessa transição dentro de você, é natural que em alguns momentos você tenha recaídas, que o egoísmo te pegue e você se feche de novo, sem querer dar nada a ninguém. Tudo bem, acolha o seu humano, a sua imperfeição, a sua fragilidade, sem se culpar ou se punir.

Quando falamos sobre economia, é muito comum que questões muito bem elaboradas sobre justiça social venham à sua mente. De fato, é necessário fazer justiça social neste mundo, isso é evidente, mas a verdadeira justiça precisa estar em primeiro lugar amparada em seu coração, e essa construção é um processo. Percebo que em muitas pessoas existe um sentimento de obrigação que vem de uma culpa e de uma vergonha por estar em um lugar privilegiado da sociedade. Portanto, o que puder ser feito em relação à distribuição das riquezas é importante que se faça ancorado na consciência emergida de um sério trabalho pessoal de autodesenvolvimento. É preciso relaxar na aceitação daquilo que você tem, do lugar em que você se encontra, e até mesmo fazer as pazes com a riqueza e com sua prosperidade, se for o seu caso.

Dificilmente você vai querer ver os outros prosperando se você não estiver prosperando com tranquilidade. Perceba que não estou falando que você precisa estar prosperando para ajudar o outro a prosperar, mas que você precisa estar em paz com a sua prosperidade, sem se sentir culpado por ter mais do que o outro e querer ajudá-lo por um sentimento de culpa. Vale mais um egoísmo verdadeiro do que uma falsa caridade, pois você não pode dar para as pessoas aquilo que você não tem. Primeiro, encontre a paz dentro de você, se aceite e se harmonize com seu karma. Depois, quando despertar verdadeiramente a generosidade, você vai passar a compartilhar isso sem peso, pois estará alinhado com o seu *Dharma*.

Na nova realidade, é preciso que a generosidade seja verdadeira e que você trabalhe para de fato derrubar os muros. Você começa derrubando os muros dentro de você, incluindo as partes que em seu interior estão rejeitadas por medo ou por vergonha. A inclusão começa com você acolhendo até mesmo seu egoísmo, identificando as razões do seu ego e olhando para as fendas do seu corpo emocional. Ao identificar as raízes, você pode chegar ao perdão e virar a página. É nesse ponto que você começa a abrir os canais da empatia, a perceber que o outro também passa por dificuldades semelhantes, ou talvez piores que você, a ser capaz de sentir verdadeiramente as pessoas à sua volta. Reunindo um grupo de pessoas que já podem em algum grau praticar empatia, já podemos mudar a realidade. É assim que visualizo a roda da prosperidade e da generosidade girando para movimentar a justiça social no mundo.

No nível pessoal, você pode fazer pelos seus pares, pela sua família, pelas pessoas em seu entorno ou, quem sabe, até expandir para um grupo maior. Tudo vai depender da dimensão do poder que foi acordado dentro de você. Às vezes, uma pessoa sozinha consegue impactar o planeta, mas, se você for capaz de transformar a sua família, já é um avanço. Reunindo um grupo, podemos impactar uma comunidade próxima, por exemplo, oferecendo auxílio para uma escola, uma creche, um hospital, um asilo, cuidar dos animais, dos mais necessitados, daqueles que não conseguem dar conta sozinhos, e assim por diante.

Sinto que é um dever compartilhar, dividir é *dhármico*. Perceba que toda natureza compartilha constantemente. O sol compartilha, a água compartilha, as flores compartilham, as árvores compartilham ininterruptamente. Eles estão dividindo luz, beleza, perfumes e nutrientes. Em suma, a essência da nova consciência que estamos querendo manifestar é o *Dharma* — é a lei do amor.

UM NOVO MODELO ECONÔMICO

A partir do momento em que trabalhamos na consciência da prosperidade e da generosidade dentro de uma cultura de propósito, os indivíduos mais conscientes começam a movimentar novos sistemas que podem gerar um real impacto no planeta. Eu já tenho testemunhado alguns exemplos de novas formas de atuar na esfera econômica que apontam possíveis caminhos.

Certa vez, minha aluna Ticiana Queiroz, do trabalho de desenvolvimento de lideranças que eu estava ministrando, fez uma apresentação sobre modelos mentais do novo capitalismo consciente que está surgindo, e diversos pontos me chamaram a atenção. Um deles é que atualmente já podemos ter uma nova visão de negócio, porque algumas empresas estão dedicadas a resolver questões sociais e ambientais de forma verdadeira, não apenas marketing. É o chamado setor 2.5, um misto entre o Segundo Setor (empresas) com o Terceiro Setor (organizações sem fins lucrativos [ONGs]).

Tradicionalmente, as empresas existem para gerar lucro e as ONGs, para resolver alguma questão social ou ambiental. Em cada um, encontramos limitações. A proposta do setor 2.5 é justamente criar negócios de impacto, que sejam financeiramente autossustentáveis, que gerem lucro e tenham um propósito de promover algum impacto social e/ou ambiental. As empresas precisam aprender a gerar impacto, e as ONGs precisam aprender a ganhar dinheiro para realizar suas funções. Segundo essa minha aluna, as empresas que "não se preocuparem com o impacto que estão gerando por consciência, terão que fazer por sobrevivência, dos negócios e da humanidade". Alguns clientes já querem saber como e por que uma marca faz o que faz, e alguns investidores estão interessados em indicadores de impacto, além do lucro, para decidir como direcionar seu dinheiro.

Em consultorias e palestras, normalmente essa aluna provoca as empresas com algumas questões bastante pertinentes como: Qual é o seu core business? Qual problema social ou ambiental está ligado à sua atividade? Como usar os talentos do seu negócio para se colocar a serviço de uma necessidade social ou ambiental? Estamos falando de uma mudança de paradigma que pode gerar uma mudança cultural nas organizações, e essa mudança envolve um empoderamento por parte do indivíduo na resolução dos problemas socioambientais. No paradigma antigo, a função de resolver problemas socioambientais é relegada ao setor público ou a ONGs. Enquanto isso, as pessoas focam em gerar resultados financeiros, que acabam causando mais problemas sociais e ambientais. Percebe como é um círculo negativo que se autoperpetua?

O indivíduo com a consciência ampliada percebe que o seu propósito está ligado a tornar este mundo um lugar melhor, sair do lugar de vítima de um governo incompetente e encontrar oportunidades de atuar com impacto. Uma verdade que ouvi dessa minha aluna foi a seguinte: "O capitalismo por si só não tem consciência. Quem pode ter consciência são as pessoas que estão à frente disso. Capitalismo é uma lógica de mercado, que pode ser usado de diferentes formas. A responsabilidade é da liderança. Quem tem o capital tem responsabilidade do que está acontecendo. Quem tem o capital, pode mudar o mundo".

Compreenda que aqui estamos falando sobre essa visão do dinheiro enquanto energia criadora, que, dependendo do grau de consciência de quem o usa, consome ou investe, tem o poder de transformar a realidade. Portanto, se queremos transformar o sistema econômico, é de extrema importância que nós, enquanto agentes da economia, comecemos essa revolução, independentemente do papel que temos. É papel do consumidor ter consciência ao comprar, saber que tipo de empresa está apoiando. É papel da empresa pensar no seu impacto socioambiental. É papel do investidor ter consciência de que tipo de negócio o seu capital está fomentando. Perceba que nesses casos estou dizendo que o indivíduo, nos seus mais variados papéis, precisa se perceber além da sua individualidade, dos seus interesses, para que alguma mudança seja possível.

Quando digo que a origem das crises que vivemos é espiritual, estou falando de forma mais tangível, da crença que separa o indivíduo do todo, que, a partir desse lugar egoísta, passa a tomar decisões, que obviamente vão levar a desequilíbrios. Não precisamos de pessoas com consciência espiritual elevada para mudar o sistema econômico. O que precisamos é que os agentes da economia incluam em sua tomada de decisão uma visão que vá além do próprio umbigo, e que as pessoas busquem verdadeiramente não apenas aumentar o seu bem-estar, mas o bem-estar de outras pessoas e do planeta. Com essa mudança de paradigma, que já está acontecendo, podemos ver uma nova realidade se aproximando.

ENTRETENIMENTO: UMA CULTURA QUE PROMOVA MAIS CONSCIÊNCIA

Depois de aprender como transformar o relacionamento, a educação, a forma como lidamos com a natureza e a economia, chegamos à indústria do entretenimento. Considero que esse pilar exerce hoje o papel de manutenção dos condicionamentos mais nocivos que tenho citado até agora, impedindo a expansão da consciência. Esse sistema é retroalimentado pela economia e pelo dinheiro, pois o entretenimento produz conteúdos que fomentam o consumo, a demanda por se intoxicar de ilusão, alimentando os condicionamentos que sustentam o eu inferior vivo.

Percebo que, quando falo sobre a indústria do entretenimento, algumas pessoas podem pensar que é exagero, outras até entendem em algum grau o que estou dizendo, mas não fazem ideia do tamanho da gravidade. Isso acontece porque a grande maioria já se acostumou com os estímulos vindos das músicas, novelas, séries, filmes, redes sociais, que normalizaram a representação simbólica dos aspectos distorcidos da personalidade humana.

Eu posso começar dando um exemplo do que já vivi algumas vezes. Já aconteceu de, em alguns momentos em que estava descontraído, ligar a televisão e ver um programa com as músicas de maior sucesso do momento, as que mais vendem, com os artistas mais famosos. São músicas que as pessoas querem ouvir, que sabem de cor, pois ficam gravadas na mente. Do que elas falam? Falam da miséria humana, nutrem a ideia da vítima, a carência afetiva e a identificação com o eu inferior. Por isso digo que o entretenimento funciona como uma "cola" dessa identificação com a criança ferida.

Fica praticamente impossível romper com essa identificação se essa cola continuar ativa. As temáticas das músicas de sucesso giram em torno da vingança, da traição, da superioridade, da carência, da dependência afetiva, da sexualidade sem sentido, e por aí vai. E tudo isso está presente especialmente na música, que tem um poder de tocar o ser humano em níveis profundos do seu campo emocional, além de melodicamente facilitar a memória para que a letra sempre esteja em sua mente. Ora, se sabemos que aquilo que está gravado em nosso cérebro é o que vai influenciar os sentimentos e as ações, estamos inconscientemente dentro de um sistema que se retroalimenta.

Esse é somente um exemplo, mas você pode perceber isso nas novelas, nas séries, nos filmes. De uma forma geral, nossa cultura nutre a identificação com o eu inferior, com o nosso lado menor, com as nossas debilidades e insuficiências, que é a miséria que existe dentro de nós. A consequência é que muitas pessoas passam a ter orgulho de ser miseráveis, de sofrer, de ser pobres, material, emocional e espiritualmente. Na verdade, há uma constante nutrição da identificação, devido ao conteúdo gerado por produtores que também têm a mente na lama. Eles são direcionados criativamente a dar vida a tramas a que as pessoas querem assistir: vingança, disputa, violência, crueldade. Mas por quê? Porque dá dinheiro. Muitas pessoas vibram nessa frequência, são ávidas por poder e seguem produzindo esses conteúdos.

Perceba que o entretenimento nas redes sociais também está nesse ciclo de perpetuação da ignorância. Por exemplo, alguns aplicativos são capazes de fazer as pessoas compartilharem conteúdos que servem para sustentar uma imagem de sucesso, na tentativa de provocar inveja, seja pela beleza do corpo, pela comida especial ou pelo carro novo. Inconscientemente entramos nesse jogo de exibir nosso sucesso para os outros em troca de suprir a carência afetiva com atenção, um mero *like* ou comentários.

O próprio jornalismo, quando dá notícias sobre a vida das celebridades, sejam elas verdadeiras ou falsas, alimentam a ânsia por fofoca. As pessoas querem saber principalmente sobre acontecimentos negativos, como traições, gafes, alguém que disse algo errado, tudo para julgar e "cancelar". Eu mesmo fui testemunha do poder devastador que uma história distorcida, contada estrategicamente usando a máquina de propagação da grande mídia, tem de destruir a reputação e o trabalho de muitas pessoas.

Isso acontece porque existe demanda e oferta. As pessoas, sem saberem quem são de verdade e fugindo do encontro consigo mesmas, buscam preencher seus vazios ouvindo fofocas da vida alheia, seja nas redes sociais, nas notícias ou até nas histórias fictícias de personagens em séries e filmes. E a demanda por essa fuga é suprida com a oferta da indústria do entretenimento. Com o avanço das possibilidades tecnológicas, vamos cada vez mais chegando a situações que em breve poderão ser corriqueiras. Veja o título desta notícia da Reuters, agência de notícia britânica, publicada em novembro de 2021: "Terreno virtual é vendido por recorde de 2,4 milhões de dólares no Decentraland". Conhecido como "metaverso", Decentraland é um espaço virtual, onde é possível comprar terrenos, visitar edifícios e interagir com outros usuários.

Veja bem as consequências disso: parece que estamos perdendo a mão e o controle total do uso inconsciente da tecnologia. O metaverso que está sendo criado é um exemplo, pois a grande quantidade de dinheiro que poderia ser destinada a tantas causas necessárias está sendo usada para colocar as pessoas virtualmente em um mundo de fantasias. E, enquanto isso, continuamos destruindo uns aos outros. Fato é que muito dinheiro vai para a indústria do entretenimento. As pessoas mais bem pagas são aquelas capazes de produzir ilusões e fantasias que alimentam a vítima e a carência afetiva. Isso porque não estamos falando da indústria da pornografia, que serve para saciar as fantasias do falso eu, uma forma de escape para tentar aliviar essa desconexão com a verdade. Somos seres capazes de usar a inteligência a nosso favor, então é muito importante que trabalhemos para mudar a realidade.

DANDO FORÇA AO ENTRETENIMENTO CONSCIENTE

Infelizmente, o entretenimento tem sido usado como base para a manutenção desse estado lamentável de consciência em que nós estamos. Precisamos romper com essa mecanicidade e passar a produzir conteúdos que falem a verdade sobre a condição humana. O ser humano não é miserável, ele é um potencial de luz, de prosperidade, de abundância, tem o seu eu superior, e devemos focar nisso, em vez de seguir focando na miséria.

Em pequena escala, despontam na indústria do entretenimento conteúdos mais conscientes, que jogam luz a esses aspectos positivos do ser humano, provocando uma identificação maior com nossas virtudes mais nobres. Enquanto consumidores de conteúdo, agindo do lado da demanda, podemos optar por uma boa curadoria desses produtos e serviços, com músicas de alta vibração, novelas, séries e filmes que estimulam nossa inteligência e nossas habilidades, notícias que de fato cumprem com seu papel de informar e aplicativos que trazem mais qualidade de vida para os usuários. Além de sermos usuários, também podemos ser promotores e estimular as pessoas a consumir esse tipo de entretenimento.

Do outro lado está a esfera da oferta, dos produtores de conteúdo: se eles estiverem cientes dessa situação, podem colocar seus dons e talentos de forma criativa para tornar seus produtos mais conscientes, permitindo que tenham de fato a capacidade de entreter sem limitar, mas sim expandir as potências humanas e nossas qualidades de amor, bondade, poder e serenidade. Já imaginou que você pode transformar o seu dia ao consumir entretenimento de qualidade? Você pode ouvir músicas que transmitam uma mensagem de luz no caminho do trabalho. Pode se informar em canais de notícias que tenham um compromisso com a verdade, que façam jornalismo de qualidade e imparcial, que divulguem não somente as misérias humanas, mas também as conquistas, e espalhem o correio da boa notícia. Você pode assistir a séries ou filmes que contam histórias de pessoas que superaram as dificuldades e se tornaram um ser humano melhor. Essas opções já existem hoje e você pode consumi-las, em vez de optar de forma inconsciente, em efeito manada, por aquilo que todos estão consumindo.

Aos poucos, vamos promovendo esses conteúdos, trazendo mais consciência para os danos do entretenimento e estimulando pessoas a mudar seus hábitos de consumo. Há muito que fazer no entretenimento, pois é uma área-chave para provocar uma mudança de cultura. Atualmente, a cultura de massa é determinada pela indústria do entretenimento, portanto é preciso trabalhar conscientemente para que o direcionamento desses conteúdos contribua para a construção de uma nova consciência.

TERCEIRA PARTE
—

A NOVA CONSCIÊNCIA ESPIRITUAL

A BASE DA SUSTENTAÇÃO DA NOVA REALIDADE

Agora que já sabemos o que está acontecendo com o mundo durante a revolução da consciência e quais áreas da nossa vida em sociedade precisam ser reformuladas para criar a nova realidade, nesta parte do livro vamos nos aprofundar na espiritualidade mais pura. A espiritualidade é a base de sustentação da nova realidade. Digo isso para não nos iludirmos com a crença de que conseguiremos sustentar uma reforma no mundo externo sem o profundo comprometimento com a nossa espiritualidade, pois essa é a direção que o barco precisa seguir.

Quando eu falo sobre transição planetária, estou me referindo à transição do medo para a confiança; do estado de separação e isolamento para o estado de união; do ódio para o amor. Em essência, estou falando de transitar do egoísmo para o autêntico altruísmo. O altruísmo se torna autêntico quando você reconhece seu egoísmo e intencionalmente escolhe mudar a direção da energia. A nova realidade inclui Deus na nossa vida, e a direção do fluxo da energia é determinada pela vida, e não mais pelo ego. Quando digo "Deus", não me refiro à imagem que em geral está na mente das pessoas e no fundo é uma ilusão, mas ao amor consciente.

Nesse momento, você está realizando essa travessia, vivendo a cura e, ao mesmo tempo, recebendo suporte e instrumentos para ajudar os outros. Essa travessia acontecerá naturalmente e será perceptível. Eu sei que é difícil compreender que a única saída possível é o espiritual, quando a sociedade já está totalmente tomada pelo esquecimento de si mesma e dependente da matéria. Mas, não tem jeito, é preciso dizer: a solução para a humanidade é colocar a espiritualidade como centro da vida. Assim como a velha consciência está desmoronando pelo esquecimento do homem de sua natureza, que é espiritual, o caminho para a criação da nova realidade só será possível com seu alinhamento à espiritualidade.

Claro que todos os aspectos que tratamos anteriormente neste livro são de absoluta importância, mas preciso ser sincero em dizer que, sem uma conexão espiritual verdadeira, será difícil nos mantermos firmes perante os desafios que temos de enfrentar, que são muitos. Chegamos ao ponto de, devido à arrogância do homem, nos colocarmos acima de tudo, da natureza, das outras pessoas e, muitas vezes, do Ser Supremo. Esse é o cerne da questão. Para reverter, precisamos nos colocar no nosso lugar e reaprender a rezar com sinceridade, usando o poder da nossa mente para direcionar a energia até a fonte que pode de fato nos dar o que precisamos.

LIVRE-ARBÍTRIO DIRECIONADO PARA A ORAÇÃO

Neste atual estágio do nosso desenvolvimento, estamos aprendendo sobre livre-arbítrio. Se soubermos utilizar sabiamente o livre-arbítrio, é possível que em algum momento venhamos a conhecer a liberdade. Liberdade é não odiar, não sentir carência e, assim, não precisar usar uma máscara para se proteger.

Mas perceba que, de certa forma, somos escravos da nossa mente e da mente de outros, dos nossos condicionamentos e de condicionamentos alheios. Somos permeáveis pela mente alheia e acreditamos que somos livres. Mas na verdade não temos ainda discernimento, tampouco o devido preparo moral para escolher a quem ouvir. Necessitamos de evolução moral, porque nossa moral também é condicionada. Por isso esse trabalho tão profundo sobre si mesmo.

Na linha da espiritualidade prática, além do cultivo do silêncio e da oração, é muito importante zelar pelas horas de sono, pois é quando pode haver algum tratamento para suas feridas e temos a chance de acessar uma dimensão superior, nem que seja por alguns segundos, que podem nutrir e segurar você nesta transição planetária por muito tempo. Há pessoas que só estão vivas aqui e se segurando no caminho da luz porque tiveram um acesso de segundos a um plano superior, quer seja através de sonhos, quer seja por um instante de silêncio real. Esses momentos são curadores e ficam gravados na alma pela eternidade, mas precisamos ter amadurecido o suficiente para merecer ter esses acessos.

O plano superior nos atende somente quando merecemos e queremos de verdade, quando não somente uma parte nossa quer, mas quando queremos por inteiro. Por isso, o uso do livre-arbítrio para a oração, o silêncio e a auto-investigação é tão importante. Temos que dar o consentimento. Os seres da ordem da luz jamais infringirão a lei, e um dos aspectos dessa lei é o livre-arbítrio. Porque estamos aqui para aprender a amar ou desaprender a odiar, acordar *ahimsa*, que é a não violência, uma dimensão do amor. Um dos aspectos do *ahimsa* é respeitar os ciclos da natureza e as escolhas.

Sem saber disso, você pode até pensar: "Os 'deuses' estão num nível de consciência acima e já sabem do que eu preciso. Por que tenho que pedir?". Porque você está sendo respeitado em seu livre-arbítrio. Lembre-se de que aqui é uma escola, e você precisa dar provas de que está aprendendo. Uma das lições que estão sendo ensinadas é que amor forçado não é amor. Além disso, você deve querer ir além das suas misérias, precisa querer o sagrado.

A humanidade em geral não se interessa pelo sagrado, não se interessa pelas coisas do espírito. Normalmente usamos o livre-arbítrio para atender a nossos desejos egoístas, nossos caprichos e não para atender à necessidade da alma, que é a necessidade do planeta. O que podemos fazer? Precisamos no mínimo colocar em prática o conhecimento que já temos, para evitar criar mais círculos viciosos destrutivos.

Se abrirmos o canal para o alto, somos muito ajudados. Hoje o plano espiritual faz esforço para se comunicar conosco, pois não tem teto. É como um avião que quer pousar no aeroporto, mas não tem uma visibilidade. Nossa mente é muito densa e poluída de pensamentos que não servem. Então nós é que precisamos fazer um esforço para perfurar essa nuvem escura, abrir o canal para sermos atendidos e receber a luz. Quanto mais seres conscientes fazem isso juntos, mais forte é a corrente, e a irradiação pode ir longe.

Só a energia do silêncio e da oração pode atravessar as camadas de negatividade criada por nós mesmos. Se você puder se comprometer com o silêncio e a oração, com base em uma premissa que vem da sua compreensão em relação a tudo que estou trazendo aqui, sem dúvida seu progresso está garantido.

SANKALPA DE SACHCHA BABA

Para ajudar nessa caminhada, escolhi focar em alguns ensinamentos do meu mestre *Sachcha Baba*, que são em si um caminho para a liberdade. Tomo como referência o *Sankalpa*, que é uma oração que considero um resumo do que há de mais importante para a humanidade nesta era, pois são compromissos sinceros em relação às áreas-chave em que precisamos de ajuda. É como um "plano de navegação espiritual", em que você vai direcionar sua força de vontade através das cinco partes dessa oração. Mais adiante, vamos destrinchar um pouco desse fenômeno que chamamos de Deus e que, às vezes, chamo de Ser ou de vida que flui através de nós.

O objetivo principal deste estudo será encontrar o ponto de equilíbrio entre matéria e espírito, para que possamos viver espiritualmente na Terra sem negar a matéria. É fato que o ser humano precisa trabalhar, ganhar dinheiro para sustentar sua família, por exemplo. Mas essa atuação no mundo não pode torná-lo escravo da matéria e ir na contramão da realização espiritual, ela deve ser seu *sadhana*, ou seja, sua prática espiritual.

Uma nova consciência inclui colocar o *Sankalpa* em prática, e não pense que este conteúdo é algo complexo ou distante de você. Ele é apenas uma forma de dialogar com a parte mais consciente que existe dentro de nós; é como se estivéssemos reaprendendo a conversar com nossa consciência para sustentar uma nova. E essa oração pode ser feita da seguinte maneira:

Ó misericordioso Senhor, nos dê a sabedoria e a luz da devoção. Remova o véu das tendências maldosas. Apresente-se na forma de Annapurna Lakshmi, a Deusa da abundância e do alimento, e nos ilumine. Através dela, traga o equilíbrio e a harmonia para nossa vida material. Permita que a criação nos conduza de acordo com as palavras dos Vedas. Purifique-nos, para que nos tornemos um com a divindade. Desse modo, acabe com o jogo do sofrimento e traga luz para o jogo da alegria. Por favor, venha e manifeste-se em todos e em todos os lugares. Mostre-nos a sua luz.

Perceba que essa oração está dividida em cinco partes:

1. Ter conhecimento do Ser Supremo e devoção.

2. Pedir sabedoria para remover os véus da ignorância.

3. Orar a Deus para nos harmonizar com o fluxo da prosperidade e da abundância.

4. Estabelecer a harmonia na sociedade de acordo com o *Dharma*.

5. Libertar-se do jogo do sofrimento e iluminar o jogo da alegria.

Essa interpretação foi feita por Maharajji, meu guru, em seu livro *Os ensinamentos de Sachcha Baba*, e meu papel aqui é complementar com meu entendimento sobre a oração para tornar mais acessível esse conhecimento na nossa cultura ocidental. Um homem ou uma mulher que não se realizam espiritualmente não são capazes de ancorar na nova realidade. Por isso, este estudo é tão precioso, pois explica como podemos espiritualizar nossa vida material. É preciso ter atenção plena para compreender a sabedoria que se apresentará nas próximas páginas. Vamos então estudar cada uma das cinco partes do *Sankalpa*.

TER CONHECIMENTO DO SER SUPREMO E DEVOÇÃO

*"Ó misericordioso Senhor, nos dê a sabedoria
e a luz da devoção."*

Para atingir o amor, a devoção e a fé, é necessário ter sabedoria. O significado de devoção é ter amor, fé e confiança no relacionamento com o Divino. O devoto ama, acredita e confia na Fonte, porque está conectado a Ela. Mas, para que essa relação se estabeleça, o conhecimento é a primeira condição. Sem esse conhecimento, não podemos ser devotos, pois vamos fantasiar uma imagem de Deus e nos relacionar com a representação mental Dele, a quem vamos bajular para ter nossas necessidades atendidas e odiar quando as expectativas forem frustradas.

A imagem que temos de Deus é a projeção dos nossos pais, é aquele Deus que está fora de nós, vigiando nossos acertos e erros, limitando nossa experiência e roubando nossa espontaneidade. Somente quando nos libertarmos dessas representações é que vamos poder ter amor, fé e confiança Nele e compreender que Ele age através de você e em você. Aquilo que não é devoção não é amor, é outra coisa. Sem a sabedoria e a compreensão, não podemos receber amor. Ou seja, a unicidade do indivíduo com o amor é o amor por si próprio. Mergulhar no profundo mar sagrado do amor e da extrema devoção é o último estado do devoto.

Um ser humano sozinho é fraco, ele não pode adquirir conhecimento espiritual verdadeiro. Dessa forma ele fica impotente, pois, como ser humano, ele não é Deus. Um ser humano com suas limitações não pode se tornar Deus. A transformação do humano pode somente acontecer através da graça Dele. Só conseguimos conhecer nossas limitações e imperfeições quando não nos vemos acima delas e as assumimos. Então, aos poucos, vamos compreendendo que a perfeição divina inclui a imperfeição e pavimenta o caminho para sermos agraciados por Ele. O ego tomou o trono do Ser dentro do nosso corpo, e agora temos de depor esse impostor para assumir o comando de volta. Este é o trabalho que estamos fazendo: criando condições para que a graça divina possa nos fazer um com Deus.

Quando pedimos que o Ser nos dê sabedoria e luz da devoção, é o Eu consciente e observador dialogando com a totalidade, com o Ser. Fazendo uma alusão à Bhagavad Gita, é Arjuna falando com Krishna. Arjuna é o Eu consciente, é o discípulo falando com o Mestre. É como se o observador, que é você, estivesse falando com seu eu divino: "Você é onipotente, você é poderoso, você é conhecimento. Se quiser, você pode vir até mim, porque existem muitos obstáculos para eu atingi-lo, eu sou fraco. Para mim, é impossível chegar até você, mas para você chegar até mim é apenas um jogo. Você pode me atingir em apenas um momento. Até um momento é pouco para você, eu levaria milhões de vidas e ainda não sei se chegaria até você. Então tenha piedade, seja bondoso comigo e faça um esforço. Venha até mim. Venha a nós o vosso reino, seja feita a vossa vontade. Espiritualidade é sua natureza, e compaixão é o seu destino. Bondade é a sua natureza, então eu oro, eu peço para que você, por favor, venha".

Não é fácil para o ego fazer uma oração assim. Perceba que requer bastante humildade. O pão que pedimos é sabedoria. Estou dando conhecimento para que ele seja em algum momento transformado em sabedoria. E isso acontece através da experiência. Enquanto estou lhe dizendo é apenas conhecimento, mas, ao experimentar, isso se torna sabedoria, passa a ser seu, é um ativo eterno. Não importa quantas vezes você tenha que morrer, a sabedoria adquirida é eterna.

Esse pedido é feito para aquele que é o criador de tudo. Ishwara é o Ser Supremo, é o seu eu interior mais profundo. É o Brahma, o divino, absoluto. É o inefável que nos habita, que se manifesta quando podemos zerar o passado e colocar consciência no momento presente, interrompendo o fluxo do tempo psicológico. Os textos sagrados que ensinam yoga, como o de Patanjali, afirmam que o "yoga é a cessação dos *vrittis*, ondulações da mente cega que está atrelada aos sentidos e que nos escravizam da matéria do mundo externo". Ou seja, precisamos interromper e manter os sentidos sob as rédeas do Eu consciente.

O eu consciente identifica a natureza inferior, a ignorância, a escuridão, e se identifica com a luz, tornando-se um com a luz. É natural que o coração se abra em gratidão quando a escuridão se dissipa. Na verdade, a gratidão é devoção. Isso abre muitos caminhos de entendimento. Para ser grato a Deus, é preciso ter sido agraciado pela sabedoria, e, quando isso acontece, significa que a devoção realmente tomou um lugar definitivo em você. Tudo isso nos abre horizontes e possibilidades de estudo para evocar a sabedoria. Em suma, considero que a devoção é a gratidão. Então, para que possamos ser bem-sucedidos na conexão com nossa espiritualidade, precisamos adquirir conhecimento para erradicar a ingratidão e permitir que a gratidão se manifeste.

EXERCÍCIO PRÁTICO DE INVESTIGAÇÃO DA FALTA DE DEVOÇÃO

Para abrir caminhos para a sabedoria iluminar a devoção, sugiro um trabalho psicoemocional, que consiste em quatro partes:

1. IDENTIFICAR AS INGRATIDÕES

Deixe o ingrato dentro de você falar: ele tem coisas para dizer. E você, como o observador, vai olhar para ele e se dispor a ouvi-lo. É possível que você não o encontre, porque, às vezes, ele tenta hipnotizar o observador e consegue, fazendo você se tornar um "reclamão" e chato. Claro que esse ingrato tem uma relação íntima com a sua vítima, mas você vai precisar descobrir isso. Quem em você se sente não reconhecido, não amado, que fica com raiva e sente ingratidão?

Vamos retornar aos fundamentos da espiritualidade para poder compreender o que impede você de sustentar essa luz. É fundamental que você ande no fogo sem se queimar. O iogue toca no fogo e não se queima. O fogo a que estou me referindo é uma metáfora à natureza inferior. Você precisa visitar seus vales internos sem se afogar neles. Você visita a natureza inferior sem se permitir ser tragado por ela. E isso requer treinamento. A vida vai desafiar você constantemente através das relações e das situações de vida que foram criadas por suas ações — ainda que muitas vezes você não estivesse consciente disso. Se você plantar abacaxi, colherá abacaxi. Agora, se você esqueceu que plantou abacaxi e, ao ver a plantação cheia, fica com raiva e reclama, você não vai conseguir agradecer pelos abacaxis, pois acredita que não teve nada a ver com eles, ainda que muitas vezes você não esteja consciente disso.

O que proponho aqui é um treinamento de deixar o ingrato que existe dentro de você falar à vontade. Se você estiver com dificuldade de achar a vítima, o "reclamão" que te habita, dê uma olhada nas áreas da sua vida, como trabalho, dinheiro, sexo, afeto, amizade, família, saúde e espiritualidade. Onde não está funcionando bem? A área em que você se sente azarado é onde você não compreende que o "não" foi uma criação sua, um abacaxi que você plantou.

Outro ponto importante é que a ingratidão, o vitimismo e a reclamação sempre evocam acusação, comparação, sentimento de injustiça e vingança. Por mais que o ingrato não tenha se manifestado em sua plenitude, porque não foi objetivamente provocado, é importante ter consciência dessa relação: a ingratidão aciona a acusação. Um dos primeiros sintomas de que a hipnose da ingratidão está funcionando é o rebaixamento da consciência, como perda de foco, distração e leseira. A sua mente começa a ficar confusa e você passa a ter preguiça, sono e moleza. Isso acontece porque o Eu consciente está sendo encantado pela ingratidão. Então você começa a acusar e a se comparar, e é óbvio que tudo isso tem base nas suas marcas, nos traumas da sua personalidade, nos choques de abandono, na rejeição da criança ferida.

2. SOLTAR A CRENÇA QUE ANCORA A INGRATIDÃO
O que você identificou na primeira parte deste exercício é uma crença, um padrão vibracional, um pensamento que te ancora nessa situação. Quando isso acontecer, repita internamente: "Eu não sou esse pensamento. Isso é uma criação da minha mente". Então você respira, solta chacoalhando o corpo e deixa ir. Respire novamente e volte para o momento presente. Caso esse padrão tente retornar, repita

a operação para eliminar a ideia de que a crença é invencível. Distancie-se desse pensamento e compreenda que se trata apenas de uma criação mental.

3. USAR O PODER DA ORAÇÃO

Faça também o uso da oração para invocar a luz da sabedoria. Por exemplo: "Ilumina, minha mãe. Me dê a luz da sabedoria de forma que eu possa iluminar a gratidão, iluminar a devoção". Você precisa aprender a pedir ajuda para o plano espiritual, para as hierarquias superiores. Orar com fé e humildade para esse invisível, esteja onde Ele estiver. Ele está em todos os lugares, mas a sede Dele é em nosso coração. Ore para o eu divino, para Cristo, para o Buda interior: "Oh, senhor, não me teste mais. Por tudo quanto é sagrado, em nome do amor, me dê a luz da sabedoria, ilumine a gratidão em mim. Que eu possa ser grato pela vida que recebi. Que eu possa agradecer a cada instante pelo ar que eu respiro".

4. DESPERTAR A GRATIDÃO

A última parte deste exercício é agradecer. Agradeça por tudo o que sua percepção capta. Observe o que se passa com você. Aos poucos, você vai aprendendo a observar com serenidade e distanciamento aquilo que sentimos diante das nuvens claras e escuras. A vida nos leva a momentos de expansão e contração, prazer e sofrimento, alegria e tristeza. É muito importante que você aprenda a navegar nesse mar de ondulações e esteja suficientemente curioso para observar suas reações diante do prazer e da dor. Para que possamos agradecer ao Ser Supremo pela vida, pelo ar que respiramos e fazer nossas células vibrarem na sintonia da gratidão e devoção, é importante encontrar gratidão pela sua mãe, seu pai, seus irmãos, ou seja, por toda a sua família.

Você só vai encontrar gratidão quando a luz da sabedoria permitir que você compreenda o conhecimento universal ao máximo, trazido pelo *Guia do Pathwork*, que afirma que a justiça divina se vale da injustiça humana para realizar a justiça máxima. A divindade se vale de misérias, fraquezas e imperfeições humanas para nos colocar no caminho do *Dharma* e nos harmonizar com a lei divina.

Quando você compreende isso, pode de fato agradecer por tudo que passou e entender que tem um bem até no mal vivido. Esse conhecimento que transmito é para abrir o caminho para que você possa compreender a iniciação que a vida lhe dá. A iniciação é a própria vida, e cada um tem seu tempo.

Este é o caminho do *Bhakti Yoga*, que é encontrar ou realizar a unidade com o Divino através da devoção. A técnica usada é a oração sincera: pedir a quem pode dar e tem para dar; pedir por sabedoria, que é a luz que dissipa as trevas da ingratidão e de toda a ignorância que vem com ela.

PEDIR SABEDORIA PARA REMOVER OS VÉUS DA IGNORÂNCIA

"Remova o véu das tendências maldosas."

Esse é um tema profundo e delicado, que requer muito a nossa atenção. Por mais que já tenhamos estudado o eu inferior, quando nos debruçamos mais profundamente sobre o fenômeno da remoção dos véus da ignorância ou das nossas tendências maldosas, enfrentamos alguns desafios, sendo talvez o principal deles o apego. Estou falando de um vício que precisa ser estudado. Segundo a ciência, existem redes neurais que determinam a forma como você pensa. Ou seja, não se trata somente de uma estrutura mental e emocional, mas também biológica.

Precisamos compreender que até mesmo o cérebro é plástico e pode se modificar. Podemos criar novas redes neurais a partir de uma intenção clara e objetiva. A reforma íntima é possível se houver mudança de paradigma. Para isso, é preciso mudar os desejos mais profundos que moldam nossas vontades e que, por sua vez, geram ações que determinam nosso destino. Tudo isso pode ser modificado com sabedoria e a determinação de reduzir o passado a nada e de se manter no momento presente, e é isso que fará você se movimentar.

À medida que você vai aprofundando sua experiência de se auto-observar, você vai perceber que todo o desconforto entra pelo fluxo do tempo psicológico. O mal entra pela nossa identificação com o passado ou com o futuro de forma rápida e sem que nossa consciência objetiva perceba. Isso acontece quando você visita o passado, nem que seja por um instante ou em uma fantasia, nem que seja um segundo para a frente.

Mas, quando estamos no estado de presença, somos capazes de não nos identificar com as energias que nos rodeiam. Todos nós podemos sentir perturbações no nosso campo vibracional. Isso é comum na vida humana. É a perturbação que sempre existirá para onde quer que você vá, pois estamos encarnados.

Dentro da rede em que estamos, o corpo se relaciona em diferentes graus e frequências. Alguém pensa em você, e você sente. Você pensa em uma pessoa e ela liga, ou vocês se encontram coincidentemente em algum lugar. Às vezes, uma onda eletromagnética passa pelo ambiente e você capta, pois seu aparelho é como um rádio que capta frequências. Portanto, sempre haverá ondas de energia positiva e negativa passando pelo seu corpo. Por isso estar presente é muito importante, porque, mesmo que sinta as energias que passam por você, você não se identifica com elas. Isso requer determinação e constante lembrança de si mesmo.

Pedir ao Ser Supremo ajuda para remover os véus da ignorância é pedir sabedoria e compreensão. Quando a sabedoria se manifesta, a escuridão da ignorância desaparece. Perceba que com essa visão estamos colocando em prática a *Bhakti*, a devoção, no diálogo com o eu divino. O objetivo da oração não é destruir a ignorância, mas receber o conhecimento. Pode parecer uma diferença sutil, mas não é. Uma coisa é você entrar em guerra para destruir o mal; outra é pedir por luz e sabedoria para dissipar o mal.

Se o indivíduo pode expandir além de suas limitações e tornar-se ilimitado, então ele pode ser transformado e realizar-se em Deus. Se o ser humano quiser fazer isso somente através dos seus próprios esforços, essa transformação espiritual levará muito tempo e será difícil. Dentro da visão que estou apresentando, partimos do princípio de que, ao chegarmos na Terra, esquecemos do que viemos fazer aqui, de quem somos e da nossa origem divina. Então, para despertar os seres humanos, Ele cria obstáculos, que vêm para nós em forma de ignorância. Dessa forma, o caminho mais fácil para dissolvê-los é chamar justamente o responsável pelos desafios que enfrentamos na vida. É assim que nos reconectamos conosco e com a Fonte.

Dentro da ignorância é muito difícil se localizar com precisão para se libertar. Por isso, independentemente de onde você estiver, de quão perdido você está ou em que estado de dificuldade em meio ao véu da ignorância você se encontra, você deve chamar por Ele. Compreendo que nem todos estão suficientemente maduros para esse tipo de trabalho. Quando digo que falta maturidade para acessar essa entrega real, refiro-me às pessoas que ainda projetam em Deus uma série de fantasias, inclusive religiosas, e, com isso, negam suas próprias tendências maldosas. É pensando nisso que o meu método de trabalho se inicia com as curas psicoemocionais, uma forma de confrontar as tendências maldosas a fim de conhecê-las para depois renunciá-las.

A partir do momento em que você compreende em algum grau a mecânica da mente e do ego, está pronto para fazer o *Bhakti Yoga*, pois você não vai mais negar a sua sombra, nem esconder a sua maldade. Se isso acontecer, já sabe o que está por trás: a necessidade de protestar contra os seus pais, já que eles ainda serão a projeção da imagem que você tem de Deus, aquele que está do lado de fora, nos vigiando e punindo. Agora você pode dar um passo além e invocar o supremo para que dissolva a ignorância. Fazendo uma analogia, você já pode ir até o interruptor e acender a luz.

Perceba que estou lhe mostrando o caminho em direção à sustentação da nova consciência. Quando você já tem sabedoria suficiente para compreender o mecanismo da sua ignorância, você aprende a se desapegar dela sem desconsiderar sua existência. A verdade é que fracassar tentando sustentar uma nova consciência, ou seja, perceber que a sua consciência se rebaixou, é sinal de que ainda há uma contradição interna que precisa ser investigada. Quando isso acontecer, diga com todas as forças: "Serei mais forte que a minha destrutividade e não serei tolhido por ela".

Quando conseguimos colocar os vetores de pensamento, palavra, sentimento e ação em uma mesma direção, nos tornamos um raio de realização. Isso significa que iluminamos o "sim", e isso já é um avanço, mesmo que as forças kármicas ainda estejam atuando e que talvez leve um tempo para dissolvê-las por completo. A sentença foi promulgada, portanto há de esperar o tempo certo para a pena kármica ser cumprida. Mas, tendo consciência de tudo isso, você já está sereno, relaxado, desempenhando o que tem de ser pago com paciência. Evocamos a sabedoria para que você possa compreender a dinâmica do karma, até que seja capaz de perdoar de fato, e isso inclui virar a página e agradecer por tudo.

Compreenda a importância de saber que a engrenagem central do acúmulo de mágoas e ressentimentos é um vício. Existe um apego em sentir toda a química da mágoa, do ressentimento, do rancor e da vingança, a ponto de não conseguir se imaginar sem essa coleção de maldições. Quem é você sem ter alguém para brigar? Quem é você sem ter alguém para acusar? Como seria viver em um lugar onde não há culpados?

Por isso, humildemente, peça ajuda para que Ele remova os véus da sua ignorância. Somente Ele pode verdadeiramente retirar essa capa que te cega da realidade.

Peça ajuda com verdade. Ao perceber que a sua ignorância ainda está atuando, investigue, mas não se perca nela.

ORAR A DEUS PARA NOS HARMONIZAR COM O FLUXO DA PROSPERIDADE E DA ABUNDÂNCIA

"Apresente-se na forma de Annapurna Lakshmi, a Deusa da abundância e do alimento, e nos ilumine. Através de sua forma, traga o equilíbrio e a harmonia para nossa vida material."

Considero este tema absolutamente fundamental para a experiência humana aqui na Terra, porque tem um papel central na jornada, que é o ponto de equilíbrio da relação que temos com a matéria e com a espiritualidade. Somos seres espirituais vivendo uma aventura na matéria; temos um corpo material que necessita de materiais. Precisamos alimentá-lo, vesti-lo e abrigá-lo. Nos dias de hoje, as necessidades materiais são muitas. Para que este livro, com esses conhecimentos, chegasse até você, alguém teve que pagar. Você precisa pagar por cuidados médicos, pela educação sua e dos seus filhos, entre muitas outras necessidades.

Ao mesmo tempo, carregamos no corpo emocional marcas de insuficiência, feridas que se traduzem como carência afetiva. Essas carências, por sua vez, acabam criando condicionamentos no corpo mental que nos levam a atribuir aos bens materiais um valor bem maior do que de fato têm. O dinheiro foi criado para possibilitar as trocas de mercadoria, mas, ao longo da história, passou a ser interpretado de forma equivocada. Em função das feridas que carregamos, o dinheiro não foi devidamente compreendido, o que acabou deturpando o seu conceito e se transformando em uma ferramenta de poder, que tem sido mal utilizada.

Existe um poder verdadeiro, que é um dos atributos divinos. Mas, quando o poder é distorcido em razão das marcas no corpo emocional e mental, ele se transforma em violência, e um de seus principais instrumentos é o dinheiro. Por isso, o dinheiro vem sendo usado para subjugar e dominar o outro, a fim de satisfazer essa carência. Agora um dos nossos principais desafios nessa jornada é aprender a lidar com esse poder.

Aquilo que você pode comprar agrega valor à falsa ideia do "eu", e, com isso, as capas de ilusão vão crescendo. Mas, quando se trata de necessidades básicas, o fenômeno se torna complexo, porque há várias crenças a respeito do que é certo ou errado em relação ao dinheiro, à prosperidade e à abundância material. Afinal, o que podemos definir como necessidades básicas? E o que podemos considerar luxo? Qual o limite entre eles? Essas distorções existem há milênios. Por isso é de extrema importância estarmos cientes de que está tudo certo em rezar pedindo por esse alinhamento.

Como havia dito no capítulo anterior, abundância e prosperidade também são Divinas. Dentro da minha tradição, *Annapurna Lakshmi* é o nome dado a frequências de luz específicas. *Annapurna*, também conhecida como Deusa do alimento e *Lakshmi* é a Deusa da abundância e da prosperidade. Se *Annapurna Lakshmi* são frequências de luz, significa que a prosperidade e a abundância são obras divinas. Porém, elas são aspectos do Ser que foram encobertos por capas — condicionamentos mentais, ou crenças, que encobrem a verdade de que somos prosperidade. As crenças vêm sendo alimentadas por equívocos, especialmente por meio das religiões horizontais, aquelas que estão a serviço de atender às necessidades do ego.

Uma das distorções clássicas está em algumas vertentes do cristianismo horizontal, que condena aqueles que enriquecem materialmente, afirmando que o céu está destinado apenas às pessoas pobres materialmente. Isso é um problema e uma questão que tem sido a causa de muitos equívocos políticos, filosóficos, sociológicos e estruturais em nossa sociedade. Ao mesmo tempo, ter dinheiro sem a compreensão do seu real valor não é a verdadeira prosperidade, mas uma arma na mão de criança e o acúmulo do falso poder.

Portanto, o pedido sincero para se alinhar com essas frequências e ter suas necessidades materiais atendidas, como alimento e dinheiro para realizar o seu *Dharma*, é o caminho para a sustentação de uma nova consciência. Compreenda que, toda vez que você teme por não ter suas necessidades atendidas, você acessa os infernos interiores. Ou seja, ao mesmo tempo em que é levado a condenar a prosperidade por culpa e medo de não acessar o céu, você também está condenado a ficar no inferno, pois é um direito legítimo do ser humano ter as necessidades atendidas. *Lakshmi* é o aspecto externo, é a superfície da vida. Se Deus é prosperidade e abundância, e se você no mínimo é filho dele, ou seja, você não é o sol, mas um raio do sol, é direito seu ter acesso à riqueza universal. Como é que você está sem isso?

Estamos falando do trânsito do medo para a confiança; do medo da escassez, do medo de que vai faltar, de não ter dinheiro para pagar suas contas ou de sustentar a sua família, para a confiança de que o universo está a seu favor, atendendo às suas necessidades. É uma questão de afinação com essa frequência. As crenças limitantes fazem você se afinar com o medo e consequentemente atrair situações que comprovam sua teoria de que algo uma hora vai faltar. Afinal, o destino é criado por suas ações, que, por sua vez, são moldadas por suas vontades, que se originam de seus desejos a partir de suas crenças.

Esse é o chamado para a conexão do mundo material com o Divino, para transformá-lo em divindade. O medo da escassez é um aprisionamento. Da mesma forma, quando pedimos a Deus para vir na forma de *Annapurna Lakshmi* e nos mostrar sua luz natural, aceitamos que ela é a energia da parte material da vida e alimenta as coisas que são necessárias para o corpo. Tudo aquilo que atende às necessidades da experiência humana é manifestado através dessa frequência de luz.

Como contraponto, é importante estar atento para não distorcer esse conceito, que é quando nos apegamos à matéria. O mau uso desse poder, ou melhor dizendo, as partes da nossa ignorância que querem fazer uso dessa frequência, que são os bens materiais, querem agregar valor à ideia do "eu", pois acreditam que assim vão ter poder e conseguir acumular e preservar a vida para torná-la eterna. Os bens materiais não devem estar a serviço de satisfazer o egoísmo, mas da verdade espiritual.

A miséria que vivemos hoje no mundo ocorre porque não compreendemos esse ponto. Aqui está a raiz do desequilíbrio e, consequentemente, da violência. O progresso espiritual torna-se impossível. Os maus karmas de muitas vidas se estendem, e a escravidão se fortalece. É por isso que *Annapurna Lakshmi* deve ser compreendida para o bem-estar de todos. Ela é também a verdade. Quando as pessoas a reconhecerem como a luz da doação e do alimento de todos os seres, a humanidade florescerá. O Deus onipotente brilhando na forma de *Annapurna Lakshmi* traz abundância para que não haja falta de nada na criação do mundo. Não há nada maior neste mundo do que o Ser Supremo, e com Ele não há falta de nada.

Tudo o que você precisa vem para que possa realizar seu propósito, que é a realização espiritual. O perigo está quando você quer acumular bens materiais para se esconder atrás deles — quando você quer usar os bens materiais para agregar valor a si próprio. A ideia de "eu" se estende para aquilo que você tem. Isso é natural durante uma fase da jornada, porque o ego tem que se cristalizar. O ego passa por essa experiência para que ele se sinta fortalecido, pois você precisa ter o que renunciar. Não estou condenando a experiência, só estou mostrando como ela acontece e os seus perigos, para que você possa se situar. Nesse sentido, vamos ver que não há certo ou errado, há apenas experiências. Cada um está fazendo uma experiência daquilo que precisa passar em seu estágio de amadurecimento. Mas, se você quer progredir espiritualmente, é muito importante estar atento a esse fato.

Compreenda que a armadilha é você querer acumular acreditando que vai se tornar eterno. Então, use e desfrute à vontade, mas sem se tornar escravo daquilo que você tem. Essa é a essência do ensinamento. Tenha, pois não há nada de errado em ter. É uma ordem divina cuidar bem do corpo, porque ele foi emprestado a você pela Terra. É como um carro que você aluga e tem que devolver depois: se não fizer bom uso, terá que pagar. Portanto, não há nada de errado em você ter um seguro de saúde, um dinheiro guardado para ter segurança. É bom ter dinheiro reservado para atender às suas necessidades. O problema é quando você se torna dependente e faz com que isso agregue valor à sua ideia de "eu".

Para identificar os "nãos" ao merecimento, eu sugiro que você faça o seguinte exercício:

1.

Afirme para você mesmo com toda a verdade: "Eu mereço prosperar".

2.

Identifique se você percebe algum desconforto físico, um pensamento ou emoção que vá na direção oposta disso.

3.

Dê um nome para esse pensamento contrário.

4.

Chacoalhe o seu corpo, intencionando que essa crença se dissolva (assim como fizemos no exercício sobre gratidão) e diga: "Isso não sou eu".

Para facilitar a compreensão, considere que você é como um rádio que quer sintonizar as frequências da rádio "*Annapurna Lakshmi*". Tem momentos em que você está longe dessa rádio; de vez em quando há muito chiado; e às vezes sintoniza bem. Até que chega uma hora em que a estação muda. Nesse momento, você vai sintonizar mais precisamente identificando esses "nãos" subjacentes, sorrateiros, que vêm tentando desviar você da frequência, mudando o foco e reconhecendo-os como criações mentais: "Isso não sou eu, isso aqui é criação mental". Respira, solta e foca. Não alimente o "não", porque ele só vai se fortalecer, e a única maneira de dissolver a criação mental é retirando a atenção dela. Veja bem: a atenção que você dá à crença é apenas para ser reconhecida e identificada, não alimentada. Não alimente o seu vício em sofrimento, mude o foco. Isso é uma mudança de eixo que deve acontecer dentro de você mesmo.

Existe uma crença também muito comum em nossa cultura que é a visão de que o dinheiro só é bom quando é fruto do sofrimento do trabalho. Há pessoas que, acreditando fortemente nessa ideia, acabam limitando o fluxo da prosperidade. Seria maravilhoso se o dinheiro caísse do céu ou fosse oferecido por alguém de repente. Por que não? Isso vai depender de como a sua mente está programada. Você é quem determina como as coisas acontecem. Óbvio que o trabalho tem uma função dentro do jogo e todos temos que trabalhar de alguma maneira, mas não necessariamente temos que madrugar para receber ajuda de Deus.

Percebe que essas crenças limitam? E limitam inclusive uma das leis divinas que é a lei do mínimo esforço, que realiza grandes feitos. Sua crença faz você trabalhar muito e não ter tempo nem para desfrutar daquilo que ganha. A vida pode ser mais equilibrada. É importante ter tempo para a família, para descansar, cuidar da saúde, estudar e praticar exercícios espirituais. Importante dividir sabiamente o seu tempo, embora às vezes, durante um determinado ciclo da jornada, seja mesmo necessário você dedicar a maior parte do tempo ao trabalho. Isso é relativo, mas estamos falando do seu sistema de crenças.

Para que consigamos encontrar o ponto de equilíbrio entre matéria e espírito, precisamos prosperar a partir do alinhamento com o espiritual, gerando prosperidade baseada no propósito. A desconexão com o propósito é uma das raízes da guerra, da violência, da miséria, do desequilíbrio social, que faz com que poucos tenham muito e muitos tenham tão pouco, e de toda a exploração em prol do dinheiro de pessoas que detêm poder sobre os desvalidos. Por isso, sinto que essa deve ser a onda da nova economia: evoluir, amadurecer espiritualmente e conseguir produzir riqueza com base na consciência do propósito, que é um alinhamento com o espiritual. É assim que as coisas começam a fazer sentido e começamos a desenvolver sabedoria para compartilhar a riqueza.

Esse é um tema nevrálgico para uma sociedade moderna que está em transição. Aos poucos, vamos aprendendo a nos voltar cada vez mais para o Divino, compreendendo que *Annapurna Lakshmi* são manifestações divinas que podem atender às nossas necessidades quando fazemos o nosso trabalho alinhado com o coração. Isso é lógico e matemático. Se você está a serviço de eliminar as crenças limitantes, em geral o sentimento de escassez e falta desaparece e você passa a acessar o campo da potencialidade pura, da infinita abundância, da lei do mínimo esforço e da riqueza universal.

ESTABELECER A HARMONIA NA SOCIEDADE DE ACORDO COM O *DHARMA*

> *"Permita que a criação nos conduza de acordo com as palavras dos Vedas."*

Para introduzir este tema e abordar o alinhamento com o *Dharma*, é preciso falar sobre a sabedoria dos Vedas, pois para nós, ocidentais, que não tivemos muito acesso a essa cultura, fica difícil compreender e orar com sinceridade. Afinal, como vamos nos alinhar a um conhecimento ao qual não tivemos acesso? Sinto que este é um trabalho a ser realizado gradativa e vagarosamente à medida que a sabedoria nos visita.

Podemos definir os Vedas como um manual para nos alinharmos com Deus em todos os segmentos da vida. Eles são escrituras sagradas, decodificadas pelos grandes sábios que nos ensinam o *Dharma*, isto é, o alinhamento com a lei da vida. Isso envolve os cuidados com a saúde do corpo, a nossa organização social, econômica e política, até as áreas focadas na liberação espiritual, como yoga, tantra e vedanta. O yoga nos mostra como silenciar a mente; o tantra, como utilizar as energias do corpo e da natureza em prol da transcendência; e a vedanta é a experiência da não dualidade. A compreensão da vedanta requer muita preparação, pois é um conhecimento elevado. É por isso que digo que essa linha da *Sankalpa* não é tão simples.

O tema da organização do nosso trabalho e do nosso fazer no mundo é um dos mais relevantes. Além disso, neste ponto também existe a necessidade de respeitar e se alinhar às fases da vida, os afazeres de cada momento e os ciclos da natureza. A ideia é que, se conseguirmos compreender essa verdade, a vida se tornará pacífica.

Antes de seguir com este tema, preciso fazer um parêntese para falar sobre um assunto delicado, que é o sistema de castas indiano. No que diz respeito a esse fazer no mundo, os Vedas falam do sistema de castas que originalmente, quando foi transmitido pelos *rishis*, tinha o objetivo de fazer a sociedade viver em harmonia, cada qual ocupando seu lugar no mundo e um ajudando o outro. A princípio, o sistema de casta (casta sacerdotal, casta dos guerreiros, dos administradores e daqueles que fazem os trabalhos braçais) seguia a mesma lógica que um corpo humano, que tem cabeça, tronco e membros que não podem ser hierarquizados, pois cada parte é fundamental para a vida. Dentro dos *Ashrams*, por exemplo, independentemente do seu talento e da sua profissão, todos fazem de tudo. Vemos um médico varrendo o chão, um engenheiro lavando louça e vice-versa, para nos lembrarmos de que todos somos iguais e que uma função não é mais importante que a outra.

Acontece que, em um determinado momento da história, o ego se apropriou e distorceu esse conhecimento tão sagrado. Imagina o eu inferior, que é a parte ferida da personalidade, se apropriando de um sistema como esse? Vamos supor que uma pessoa que tenha a personalidade manchada com uma ferida infantil, por causa do karma, acabe nascendo em uma família de *kshatriya*, que são os guerreiros ou os administradores, que exercem poder sobre o outro. Isso vai desenvolver aquilo que James Redfield chamou de "dramas de controle", que é quando usamos nossa posição, ou a ideia de superioridade, para tirar a energia do outro, fazendo ele se sentir inferior. O que acontece é que, quando uma pessoa está desconectada da fonte, do seu Ser, ela se sente vazia, então vai preencher essa necessidade se alimentando da energia alheia. Às vezes, chamamos isso de "vampirização". Mas não se iluda achando que é só o outro que faz isso com você. Todos nós somos um pouco vampiros. De uma maneira ou de outra, sugamos a energia do outro o tempo todo.

É importante esclarecer essa questão do sistema de castas, porque, devido à corrupção e à distorção do princípio, hoje em dia os filósofos, os políticos e os intelectuais são absolutamente contra. Isso é bastante compreensível, já que esse sistema se tornou uma dinâmica de exploração.

É cruel, mas, se estivermos atentos, vamos ver que algo semelhante acontece em todos os lugares do mundo. Aqui no Brasil existe, mas com o nome de "classes sociais". Independentemente da forma como o sistema se estabelece em cada cultura, o que importa é que cada um consiga se localizar e entender qual é o seu lugar no mundo. Se você veio para ser uma rosa e quer ser uma margarida, vai ter um problema. Por exemplo, se você tem o dom de curar, mas está trabalhando em um escritório, vai passar por crises, a não ser que faça do escritório o seu espaço de cura.

É importante que você esteja consciente de qual é o seu dom e a sua missão nesse mundo. Para o que você acorda de manhã? Enquanto você não encontrar isso, vai se sentir infeliz e será atormentado por sentimentos de inadequação, insuficiência, inveja, ciúmes e cobiça. Você vai querer o que é do outro, porque não sabe o que é seu e não consegue relaxar no seu espaço. Estou aqui para lembrá-lo que é importante conseguir relaxar no seu espaço, fazendo aquilo que foi destinado a você nesta encarnação.

Alguns podem interpretar equivocadamente esse relaxamento no propósito como um conformismo. Mas não estou dizendo que você não pode melhorar e mudar de "casta" ou de "classe". A questão está no desejar e na obstinação em "crescer". O impulso de crescer, quando verdadeiro, vem de dentro, e ocorre quando você está suficientemente relaxado naquilo que você é, e a partir desse seu relaxamento podem surgir oportunidades. A oportunidade é determinada pela balança do karma, quando você é inspirado a seguir numa outra direção. Mas essa mudança é orgânica, é natural, não é forçada por um desejo de aprovação ou de reconhecimento. Você é guiado pela intuição, que é a voz do Ser Supremo dentro de você.

Estou falando aqui de um alinhamento com o Ser, de forma que você seja guiado por Ele. A ideia é que você tenha uma vida verdadeiramente espiritual, de forma que Ele mostre qual é o seu caminho e o que Ele quer de você. É como dizer: "Faça de mim o seu instrumento. Onde você quer que eu esteja?". Vamos supor que o karma, que é o resultado de suas ações, leve você a ficar em uma cidade que te desafia. Essa é a única maneira de você se sentir encaixado e sem culpa, porque o karma está determinando que você esteja nesse lugar. Aos poucos, você vai encontrando o *Dharma*, essa consciência do propósito, dentro do próprio karma, que é o cumprimento do dever. Assim, vai se harmonizando com a lei divina, mesmo estando submetido a alguma determinação kármica decorrente de algumas escolhas que tenha feito ao longo da vida.

Você começa a encontrar o *Dharma* dentro do karma. É uma questão de ir percebendo seu ponto de alarme: quando você começa a se perder, a passar mal, você reabastece e volta, não para atender a uma necessidade da criança ferida, de ser reconhecida ou aprovada, mas para cumprir um comando divino. É isso que sustenta você.

Está escrito nos Vedas que, dentro de uma ordem da organização da sociedade, baseada na divisão do trabalho, as pessoas podem progredir material e espiritualmente. Fora dessa ordem, no entanto, o progresso complementar não pode se manifestar. Por isso eu enfatizo a importância do propósito, com o objetivo de elevar os valores sociais, estabelecer essa ordem e promover o progresso material e espiritual, pois isso só é possível quando colocamos esse propósito em movimento e nos alinhamos com o fluxo.

Quando cada parte estiver trabalhando em conformidade com o todo, criaremos uma sociedade em harmonia. Da mesma forma que no corpo humano, em que os diferentes membros, cada qual com sua função e lugar, se ajudam entre si. Se um se tornar inútil, o corpo todo se torna inútil, sendo que um não pode substituir o outro. Se aplicarmos essa lógica à divisão do trabalho, vamos conseguir progredir econômica, social e politicamente.

Nessa visão, ninguém pode ter ciúme nem querer prejudicar o outro, porque todos são partes do Ser Supremo. Todos somos iguais e o trabalho de cada um tem sua devida importância. Assim, nasce um dos principais valores, que é o respeito pelo outro, gerando harmonia e paz na sociedade: você respeitar aquele que está ajudando a fazer uma faxina, aquele que está ajudando cozinhando enquanto você faz outras coisas, e vice-versa. Cada um está fazendo o que precisa para sua evolução pessoal e contribuindo para a evolução do todo.

Quando não estamos introspectivos, começamos a abusar do sistema, seja ele qual for. Entregamos o lugar mais elevado ao egoísmo e ao apego e nos esquecemos de Deus, que é quem criou o mundo e a ordem sistêmica para os seres humanos e para todo o universo. É o desrespeito ao lugar que cada um ocupa, nossos maus hábitos e o nosso ciúme, apegos e egoísmo que causam degeneração. Na prática, não importa muito o tipo de organização da sociedade, seja o sistema de castas ou um sistema econômico mais liberal com divisão de classes sociais.

É importante compreendermos que a essência de todo esse aprendizado é o entendimento de que cada um ocupa o seu lugar e que devemos respeitar um ao outro.

Qual é o seu lugar no mundo? Para o que você nasceu? Para o que você acorda de manhã? Ocupando seu lugar, você não vai querer o lugar do outro e vai respeitá-lo. Você não imagina quão bom é conseguir dar passagem àquilo que é o seu dom, não importa o que seja. Então é muito importante fazer esse pedido sincero, como uma oração, para o Ser Supremo, pois é isso que vai nos proteger das desarmonias: pedir para que a sociedade, para que a criação na sua forma natural trabalhe de acordo com o *Dharma*. Dessa forma, a luz do Ser Supremo criará o sistema correto.

A missão do Supremo é o programa da alma. Só quando ocupamos nosso lugar é que nos libertamos do sentimento de inferioridade, inadequação, insuficiência. Deixamos de ter vergonha, de invejar o outro, por não saber por que acordamos de manhã, e nos libertamos dos dramas de controle. Quando conseguimos colocar Deus na nossa vida e reconhecemos que somos seres espirituais vivendo uma aventura na matéria, entregando-nos a essa verdade, nossa vida se preenche de prosperidade, paz e harmonia.

LIBERTAR-SE DO JOGO DO SOFRIMENTO E ILUMINAR O JOGO DA ALEGRIA

"Purifique-nos, para que nos tornemos um com a divindade. Dessa forma, acabe com o jogo do sofrimento e traga luz para o jogo da alegria. Por favor, venha e manifeste-se em todos e em todos os lugares. Mostre-nos a sua luz."

Em primeiro lugar, é importante compreendermos alguns aspectos relacionados ao sofrimento, para que possamos encontrar maneiras de transcendê-lo. O entendimento começa quando você tem a disposição de olhar para a dor sem querer fugir dela, o que é muito difícil. O sofrimento é uma dor emocional que se manifesta quando nossas expectativas são frustradas, quando somos traídos e desrespeitados e quando fracassamos e perdemos algo ou alguém. Mesmo que os nós dos apegos estejam se soltando vagarosamente, às vezes romper apegos de forma bruta nos faz sofrer. Precisamos lidar com a perda, com o fracasso e com a traição, pois são inevitáveis na experiência humana. O problema é que temos uma tendência a fugir desses sentimentos tão devastadores e tentamos amortecê-los de diferentes maneiras.

Parte do processo de desidentificação daquele que em nós sofre e se sente traído, enganado, fracassado, é estar presente, observando o sentimento, é estar com a dor, respirando, sem ter um lugar para se apoiar, pois, quando você entra nesse núcleo, pode perder o controle. E estar no lugar onde você não tem controle pode ser desesperador. Quando entramos em lugares dentro de nós que nos assustam, que nos amedrontam, logo queremos controlar, ter um chão para pisar, mas nem sempre isso é possível. Só quem passa por essa zona é que sabe o que estou dizendo. Só quem passou por um luto sabe o que é a dor da perda. Você tenta achar um apoio, mas muitas vezes não encontra e então se desespera. A única coisa que você quer fazer é sair correndo.

Sair correndo não é sábio. Até porque não tem para onde correr, a não ser tentar amortecer a dor. Sábio é você ficar ali e aprender a lidar com aquilo, com a parte que está desmoronando e se tornar consciente de que não controla o fluxo. Entrar no espaço de vulnerabilidade e de fragilidade faz parte do processo de maturação. Esse é um lugar pelo qual toda entidade humana em desenvolvimento nesse planeta já passou, está passando ou vai passar. Para que você possa se desfazer das ideias que criou a respeito de quem é você e das idealizações sobre a vida, é preciso transitar da mentira para a verdade, da escuridão para a luz.

Mas, à medida que pedimos por luz, inevitavelmente vamos precisar aprender a lidar com o verdadeiro sofrimento, que é natural do processo de crescimento. O Ser vai encontrando maneiras de nos ajudar a entender o jogo da vida, encontrando maneiras de guiar o Eu consciente para desembaraçar o novelo da linha, até que possamos nos unir a Ele.

Mas, quando estabelecemos união e estamos no estado de presença, que história existe? Nenhuma. Ao longo do livro, para facilitar a didática, fui contando algumas histórias. Isso é para auxiliar o entendimento que possibilita transformar o conhecimento em compreensão, em sabedoria. Mas essa história já foi, e, por mais incrível e interessante que tenha sido, o que ficou? Ficou mais sabedoria e mais amor, que é o que se expressa através do agora.

Por mais que eu estimule você a investigar a raiz das suas dores e do seu sofrimento, para poder compreender e integrar a ponto de se libertar, chega um momento em que também vai precisar deixar esse processo de lado, pois você atinge um outro estágio de desenvolvimento. Até porque isso se torna um vício, como uma armadilha, e às vezes você não consegue se desapegar do processo. É importante trilhar esse caminho, mas é fundamental que você também solte. É quase como o pedaço de pau que você está usando para mexer na fogueira e no final tem que jogá-lo ao fogo.

Então como você sabe se chegou a hora? É muito simples: quando estiver procurando e não encontrando. Essa ausência de resposta é o que deixa claro o limite. O processo de cura pode ser provocado, mas não forçado. Observe como a vida se expressa na natureza, as flores desabrocham, os frutos se desenvolvem organicamente. Assim, há o momento de investigar, mas também há o momento em que você deve apenas focar na presença. Quando você chama, pede com sinceridade, e Deus se manifesta, é possível que essa manifestação o leve até a ferida original, até a causa dos comportamentos distorcidos ou das situações de vida destrutivas — que é o núcleo do trauma, como um feixe de memória emocional. Ou mesmo, sem se lembrar de nada, a energia divina liberada pela intenção consciente de se curar pode gerar uma catarse sem que você entenda o que está acontecendo. Às vezes, seu corpo treme, você libera coisas sem perceber. Por exemplo, pode chorar ou entrar em pânico sem saber por quê, mas o que está ocorrendo é uma desprogramação, um descondicionamento. Nesse caso, o sistema corpo/mente está passando por uma reprogramação celular, porque esses padrões condicionados atuam também na estrutura física. Pode acontecer de acessar o núcleo traumático, que é uma constelação de memórias — que pode envolver desde a sua biografia até as marcas que você trouxe de vidas passadas — e ainda está determinando ou contaminando a sua vontade e consequentemente as suas ações. Caso você já esteja procurando as causas das suas repetições negativas e não esteja encontrando, não force. Não force o rio a correr, ele corre sozinho. Há um outro caminho, que é seguir orando, cantando e meditando. Isso criará a energia para a cura acontecer, acessando memórias ou não. O importante é destravar o fluxo do amor nas diferentes áreas da vida.

Mas você não desvia, você continua ali, até ser atendido, entregando e confiando. A ideia é mais ou menos assim: imagine uma criança que saiu para brincar lá fora e quando ela voltou a porta estava fechada. Ela vai entrar em desespero, vai bater na porta, chamar pela mãe e pelo pai. É dessa forma que você vai fazer: chamar por Deus até que Ele abra a porta. Quando Ele abrir, você para. Mas, enquanto Ele não abrir, é como se nas entrelinhas de cada mantra ou canto devocional você dissesse: "Abra a porta, por favor, venha, ocupe minha mente, ocupe meu coração. Ilumine minha consciência". Siga dialogando com o Ser. Esse é o caminho que se chama *Bhakti*.

A necessidade da constância no estudo e na prática é fundamental. A devoção não deve ser um servo de ocasião, que você chama até abrir a porta e depois que abriu você esquece. Enquanto você estiver aqui, encarnado nesse corpo, vai precisar de disciplina e priorizar um tempo para o estudo e práticas espirituais. Por isso, aconselho você a seguir firme no caminho da oração. Utilize sabiamente o livre-arbítrio para pedir a Deus que acabe com o jogo do sofrimento e ilumine o jogo da alegria em você, em todos e em todos os lugares.

A PORTA DE ACESSO À VERDADE

Na última linha do *Sankalpa*, está escrito: "Venha e mostre-nos a sua luz". Quem estamos invocando? Quem estamos chamando para que venha e nos mostre a sua luz? Estamos batendo na porta do salão da verdade irrefutável, aquela que sempre foi, que é e que sempre será. É a presença divina, também chamada de *Sachcha*. É nosso eu interior mais profundo, mas também está além dele. Além de qualquer ideia de eu, além do eu que nasce e morre.

Deus é aquele que vê através dos nossos olhos. Essa verdade é invocada no *Sankalpa*, no mantra "*Prabhu Aap Jago*". Se essa verdade é eterna, e é também o nosso eu interior mais profundo, ela está dentro de nós. É como o raio de sol: ao nos tornarmos conscientes de que somos o raio, vemos que somos o Sol, já que o raio é a sua extensão. Não há diferença entre eles. Isso é unidade, plenitude. O único obstáculo para essa realização ou essa percepção são os nossos pensamentos. Quando compreendemos esse aspecto do conhecimento e o colocamos em prática, criamos a condição para a realização desta linha do *Sankalpa*.

Com a atenção focalizada na autoinvestigação, observamos que os pensamentos surgem sempre para um pensamento primordial, que é a ideia de "eu". Mas, enquanto quisermos nutrir essa ideia ou falso eu, vamos nos manter distantes da verdade. A essência da prática é justamente desenvolver o testemunhar, em que o observador em nós assiste com serenidade ao fluxo de pensamentos, a ponto de estar atento o suficiente para identificar que o "eu" está sendo alimentado. Quando estivermos suficientemente cansados das aventuras emocionais do falso eu, focaremos a energia da vontade através da atenção, a fim de neutralizar o surgimento do pensamento primordial e, consequentemente, interromper o fluxo de pensamentos que surge para retroalimentar a ideia de que esse "eu" é real.

Os pensamentos estão a serviço de tentar provar que o falso é real, mas o que eles conseguem é encobrir a verdade de quem somos por um ciclo do tempo. A verdade em nós, em algum momento, rompe as camadas que a encobrem, mesmo que esse ciclo do tempo seja de algumas vidas. Mas quando nós, enquanto observadores, cansarmos dos jogos de perde e ganha gerados pelo falso eu, podemos renunciar a ele.

Sachcha só se revela para a consciência que está em silêncio. Para entrar nesse estado de quietude interior, precisamos ter amadurecido o suficiente para renunciar o "eu sofredor" gerador de ansiedade e de dramas emocionais. A ilusão só pode ser atravessada pelo silêncio interior. Tudo o que necessitamos está em nós, inclusive a perfeição, mas só acessamos a realidade divina em nós quando aquietamos a mente. O silêncio evoca a verdade do Ser. Abrimos caminhos para o silêncio com *japa*, que é a repetição de nomes divinos, geralmente com um guru mantra (mantra transmitido pelo guru). Ele serve para abrir caminhos ao silêncio.

Os desejos são impulsos do pensamento primordial do "eu". O falso eu deseja isso e aquilo, e os demais pensamentos são desdobramentos que surgem a partir do desejo de atender a esse "eu". Quando o desejo se esvazia, o fluxo de pensamentos é interrompido. Esse desinteresse na ilusão, no entanto, vem com a maturidade, à medida que nos interessamos somente pela verdade. Apenas o silêncio pode proporcionar o acesso à realidade, pois os pensamentos são os únicos obstáculos.

O supremo em nós vibra em *sat-chit-ānanda*: existência, consciência e bem-aventurança. Em determinado momento da jornada, que pode ser exatamente agora, você deixa de perseguir os pensamentos que se movem para se conectar aos objetos externos através dos sentidos, e passa a se enraizar no silêncio do Ser. Assim, você deixa de ser afetado pelo mundo exterior. Uma profunda serenidade advém da equanimidade. Não importa o que está se passando fora, você segue sereno observando a partir do seu centro de silêncio e calma. Deixe de querer ser e seja. O nome dado a esse estado de silêncio é meditação. Assim, *japa* e meditação são os instrumentos que utilizamos para realizar essa linha do *Sankalpa*. Os condicionamentos de muitas vidas levam a mente para fora. Portanto, o trabalho de trazê-la para dentro, especialmente no início do processo, requer muita dedicação e focalização da atenção. A prática deve ser constante.

No caminho de *Sachcha Maharajji*, o despertar se dá através da *Shaktipat*, uma palavra em sânscrito que se refere à transmissão de energia realizada por um guru ao seu seguidor, causando nele um despertar espiritual. A graça divina é o agente principal. Mas Maharajji me permitiu acrescentar outros aspectos do conhecimento para abrir caminhos à graça: expandi os horizontes do *Jñana Yoga* com os conhecimentos de diferentes ramos da psicologia, especialmente da psicologia profunda que possibilita a integração das nossas sombras, e agreguei ao *Bhakti Yoga* a ritualística ayahuasqueira das florestas brasileiras.

Assim, ampliando o repertório de instrumentos que auxiliam na purificação das impressões do passado, de maneira que as camadas que encobrem a verdade de quem somos possam ser mais facilmente removidas, a verdade naturalmente brilha e se revela. A *Shaktipat*, ou a graça do guru, pode nos impulsionar até que estejamos em condições de sustentar essa graça, que é quando nos purificamos o suficiente das impressões do mundo a ponto de permanecer na quietude interior.

Maharajji disse: "Não importa onde você esteja, chame por Deus e Ele virá!". E, como Ele me permitiu acrescentar, eu digo: "Siga chamando por Ele, entregue-se em devoção e esteja atento ao propósito de silenciar a mente". A meditação deve ser dirigida para o Ser, e o verdadeiro Ser se revela quando não há pensamentos. O silêncio é a essência de tudo.

RESUMO DO DIÁLOGO COM DEUS

Nesta parte do livro, acessamos um campo mais devocional para a sustentação de uma nova consciência. Como isso pode ser novo para muitos leitores, vou fazer um resumo do que é mais essencial do conhecimento que você acabou de ler.

Em primeiro lugar, falamos sobre a necessidade de buscar a sabedoria para iluminar a devoção. Vimos que a devoção, em última instância, é sinônimo de gratidão. Então, pedimos por sabedoria para que possamos iluminá-la. Quando passamos a agradecer por tudo, inclusive pelo ar que respiramos e por todas as situações da vida, que em resumo são oportunidades de crescimento, a escuridão da vida se dissolve. Na verdade, a gratidão é devoção, mas só podemos agradecer quando a luz da sabedoria nos ilumina.

Buscamos a sabedoria através da oração, da meditação e do conhecimento, inclusive do autoconhecimento. Utilizamos os elementos do *Jñana Yoga* para reconhecer a ignorância e dizer "isto não, isto não, isto não", até que fique somente a verdade: a verdade segundo a qual somos amor, fé, gratidão. Quando nos lembramos de que somos um com Ele, e quando alguma poeira nos leva a separação, nos rendemos em gratidão ao Ser Supremo e a toda a sua criação.

Pedimos pela remoção do véu da ignorância, que é a escuridão que não tem existência própria. O que precisamos é acender a luz para que ela dissipe a escuridão. Aprendemos a chamar por Deus onde quer que estejamos e a orar com verdade e comprometimento. Esse é o caminho da devoção, do *Bhakti Yoga*. Nesse caminho, precisamos estar receptivos à sabedoria, pois é certo que estamos cheios de karmas, que agimos de forma equivocada, que estamos cheios de avareza, de ira, de luxúria, e é limitado lutar contra isso. Um dos pontos importantes desse item é o entendimento de que os obstáculos chegam na forma da ignorância, e que o caminho mais fácil para dissolvê-los é chamar por Deus, pois é Ele quem cria os obstáculos para que possamos ir além da ignorância e nos aproximar cada vez mais Dele, que é o nosso eu interior mais profundo.

Estudamos as frequências divinas de *Annapurna Lakshimi*, deusa do alimento e da abundância, e vimos quão crucial é essa questão. É absolutamente nevrálgico o ponto da necessidade de encontrarmos o equilíbrio entre a matéria e o espírito, de compreender o significado da matéria — que é *Annapurna Lakshimi* —, o aspecto superficial da vida, que se manifesta como alimento, vestimenta, abrigo e tudo aquilo que necessitamos para viver nossa experiência aqui neste plano. Nós, como seres espirituais, vivendo essa aventura na matéria, precisamos compreender o significado de *Mahalakshmi*, porque, quando tentamos ter controle sobre esse poder para satisfazer nossas carências, nos perdemos e acabamos gerando guerra, destruição, competição: tudo para nos tornar senhores da matéria. Acreditamos que ela vai agregar valor ao "eu", pois estamos desconectados da verdade e de quem somos. Então esse conhecimento da verdade da matéria nos liberta do medo da escassez e ilumina a confiança.

Ao compreender essa frequência divina, temos as nossas necessidades atendidas, porque não há falta no mundo de Deus. Ele em nós é prosperidade, saúde, amor, harmonia, paz e alegria. Por isso, estudamos as crenças limitantes que nos impedem de prosperar, as crenças a respeito do que é Deus e dos seus mandamentos, que são as capas temporárias, criadas pela mente, que encobrem a verdade. Essas capas foram instaladas no nosso sistema em algum momento, e é fundamental que façamos uma reprogramação. São essas crenças instaladas no nosso subconsciente que geram os desejos, que impulsionam a vontade que, por sua vez, determinam nossas ações, criam aquilo que entendemos como realidade, destino, situação de vida. Ou seja, o destino pode ser modificado, desde que mudemos nossas ações. Precisamos redirecionar os vetores da vontade.

Pedimos que a criação nos conduza de acordo com o *Dharma*, conhecimento que está contido nos Vedas. Demos alguns passos na compreensão do que é a fonte do conhecimento da religião eterna, do caminho da iluminação espiritual, desse conhecimento que possibilita a iluminação da sabedoria e está contido nos livros sagrados. Vimos quanto isso está relacionado com o propósito de vida, que é o lugar de cada um no mundo e o porquê de você nascer e acordar de manhã. Vimos quanto é fundamental você reconhecer o que veio fazer no mundo, porque só assim vai se libertar do sentimento de insuficiência, inadequação, inveja, ciúmes, cobiça e avareza. Só quando você ocupar seu lugar no mundo é que poderá distribuir seus tesouros.

Tudo isso tem um objetivo, que é estar em harmonia com a lei da existência, nos levando à eliminação do jogo do sofrimento e a iluminação do jogo da bem-aventurança e da alegria verdadeira. Isso acontece quando paramos de fugir da dor e aprendemos a respirá-la, a lidar com o sofrimento mesmo não tendo para onde ir e a fazer empatia. Essa empatia vai iluminando a compaixão, e você, aos poucos, vai se fazendo equânime e sereno diante de tudo que se passa na vida.

Tudo isso é para que possamos ter o Divino no centro da nossa vida. E Deus é amor. Cante com amor, trabalhe com amor, relacione-se com amor, mas faça tudo com amor verdadeiro e desenvolva a arte do testemunhar. Que esses ensinamentos possam florescer dentro de você e pouco a pouco se transformar em sabedoria. Lembrando que devoção e estudo do sagrado não devem ser um servo de ocasião, ou seja, não busque ajuda do Ser Supremo somente nos momentos em que você está mal e sofrendo. É necessário ter constância e dedicação. Lembre-se de usar sabiamente o seu tempo, dedicando parte dele para o trabalho, para sua família, para se divertir, para cuidar do corpo e principalmente do espírito. Dedique um tempo para estudar e meditar. É assim que você se compromete com a sustentação de uma nova consciência.

EPÍLOGO

Meu Guru costumava dizer que a Mãe Divina está parindo a verdade. Eu vejo que essa verdade que está nascendo é a nova realidade. Uma realidade sustentada pela verdade de que somos seres espirituais vivendo uma experiência na matéria e que cada um de nós carrega um propósito. Assim como no parto normal, em que a mãe sente dor dando vida a um novo ser, para dar passagem à nova realidade que está chegando vamos precisar passar por muito sofrimento. Mas essa dor é efêmera e não se compara com a alegria de ver a vida nova que está por vir.

Espero que, com o conhecimento que transmiti neste livro, você consiga ampliar sua consciência sobre seu papel no parto dessa nova realidade e possa dar passagem para ela em sua vida. Que você se fortaleça na sua fé, mas também na sua prática, que o ajudará a elevar sua consciência e ter sucesso nessa travessia.

Lembre-se que você não está sozinho. Estamos todos recebendo muito apoio da luz para que a nova realidade se manifeste. Não foque sua mente e seu coração na dor deste parto, mas na luz que está chegando, que é o nosso despertar, e que juntos possamos dizer, com sinceridade: "Que o amor que desperta em mim, desperte em todos e em todos os lugares". Que assim seja!

Para você, que chegou até aqui, deixo um hino que considero ser um resumo de como eu visualizo a expressão da nova consciência:

CÂNTICO DO AMOR

O caminho vou seguindo
com firmeza e com amor
me entregando à vontade
do Supremo Cristo eu sou.
Meus irmãos, o tempo é este
de pulsar o puro amor
e o caminho do coração
é quem nos dá esta flor.
Me alinhando com a verdade
daquilo que eu sou,
só posso é dizer contente
eu sou o puro amor.
O meu pai é maravilha,
minha mãe é um primor;
sou um filho abençoado
do mistério do amor.
Vou cantar todas as glórias
do império do amor,
auxiliando o meu irmão
que ainda não enxergou.
Por aqui vou encerrando
este cântico do amor;
a entrega eu faço a Deus
ao Cristo que eu sou.

MENSAGEM DE MAHARAJJI PARA O MUNDO

"Onde quer que você viva e qualquer que seja o seu lugar na sociedade, deixe Deus sempre ser o centro da sua vida, pois Deus é o seu Ser mais profundo e, ainda mais, é a sua essência. Você vai encontrá-lo no seu coração, no lugar onde, através da expressão do puro amor, as divisões terminam, assim como conflitos e distinções egoístas que te trazem tantos tormentos e sofrimento. O coração é universal, o amor é universal e o amor é Deus. Nunca se esqueça de viver pelo seu coração.

Prepare-se para o Parivartan ou a Grande Transformação Espiritual, que acabou de começar e vai resultar numa ascensão da espiritualidade. Apenas aqueles que tiverem se preparado através de práticas espirituais apropriadas verão esse dia abençoado, pois ele anunciará o amanhecer de uma nova era, feita de felicidade para todos, que trará a fraternidade universal verdadeira na Terra. Mesmo que no início essa era de Grande Transformação Espiritual traga crises desastrosas como consequência, é muito certo que um futuro brilhante está nascendo no horizonte e que o sofrimento da humanidade se tornará algo do passado se souberem aproveitar a oportunidade que está chegando."

SOBRE O AUTOR

Nascido em São Paulo, SRI PREM BABA foi estudante de Psicologia e Yoga. É discípulo do mestre Sri Sachcha Baba Maharajji, da linhagem indiana Sachcha. Prem Baba compartilha seus ensinamentos com o objetivo de promover a expansão da consciência individual e coletiva. É autor dos livros *Transformando o sofrimento em alegria*, *Amar e ser livre*, *Plenitude*, do best-seller *Propósito* e da sua continuação *Plenitude*, além das mensagens de sabedoria *Flor do dia*, distribuídas diariamente para milhares de pessoas. Em 2020, fundou a Djagô Academia do Despertar, onde ensina autotransformação e acompanha diretamente um grupo de estudantes. Divide seu tempo entre Brasil e Índia, onde oferece cursos, palestras e retiros.

GLOSSÁRIO

AHIMSA É a não violência; princípio ético-religioso que prega atitudes na dimensão do amor.

ANNAPURNA-LAKSHMI Frequências divinas da prosperidade e da abundância.

ASHRAMS A casa do Guru onde normalmente se formam comunidades que se desenvolvem ao redor dele. Podem ser considerados ilhas de excelência onde é possível experimentar uma nova educação, um novo jeito de se relacionar, uma nova economia, a fim de sentir um vislumbre do que seria uma nova realidade.

BHAKTI YOGA Prática que leva à realização divina através do amor devocional. A técnica usada é a adoração e a oração sincera: pedir a quem pode dar e tem para dar; pedir por sabedoria, que é a luz que dissipa as trevas da ingratidão e de toda a ignorância que vem com ela. É o diálogo com o Ser.

BUDDHI Inteligência discernidora ou intelecto superior. Possibilita a liberação da escravidão da atenção do outro, da dependência de ter que ser o melhor para agradar a todos, da escravidão de querer ser o mais bonito, o mais perfeito, para ser amado e aceito.

CHAKRA(S) Palavra em sânscrito que significa roda ou vórtice de energia. De acordo com a Cosmovisão Védica, temos sete corpos; um deles, o segundo, é conhecido como corpo energético, em que estão os chakras. Existem inúmeros chakras no corpo sutil; os principais são os sete que estão situados ao longo da coluna vertebral e estão diretamente relacionados com as glândulas endócrinas. Os chakras são como guardiões invisíveis da nossa estrutura física e psíquica, pois exercem o papel fundamental de regular e modular os estados de consciência.

DAKSHINA Termo da tradição védica que se refere ao pagamento dado a um mestre espiritual pelos ensinamentos recebidos. Dentro da tradição védica, onde o conhecimento é transmitido através da relação mestre e aluno, o pagamento é realizado por meio da *dakshina* ou do *seva*.

DHARMA Palavra em sânscrito que significa "lei da existência", aquilo que a tudo sustenta. É como se o mundo espiritual tivesse sua própria constituição. A lei de causa e efeito, por exemplo, é uma das leis que o compõem: o que plantamos neste universo é o que colhemos.

DWAPARA YUGA É a Idade de Bronze, em que o touro perde mais uma pata, ficando apenas com duas. É quando começamos a dar passagem à ignorância. Para abrirmos caminho à iluminação, precisamos nos purificar de ilusões, crenças e ideias que temos de nós mesmos, da vida e do nosso próprio espírito, que nos fazem projetar no outro aquilo que imaginamos, e não aquilo que é real. Essa pureza é alcançada por meio da devoção, uma das qualidades da alma que se manifesta em algum momento da jornada.

EROS Aspecto da consciência que busca a fusão. Na mitologia grega, *Eros* era o Deus do amor e do erotismo. O amor *Eros* é o amor romântico, passional e sexual. Também é representado pelo cupido, que desperta atração física entre as pessoas com sua flecha.

JAPA Repetição de nomes divinos, geralmente com um guru mantra (mantra transmitido pelo guru), a fim de abrir caminhos ao silêncio.

JÑANA YOGA Vertente da yoga que representa o caminho da sabedoria que leva o indivíduo à iluminação divina.

KALI YUGA É a Idade de Ferro, em que o touro perde mais uma pata, ficando somente com uma. É a era da ignorância, da destruição, da escuridão. Esta é a fase em que os valores espirituais foram completamente esquecidos e a conexão com o Ser é praticamente uma quimera. Para atravessar a *Kali Yuga*, somente por meio da gratidão e da humildade.

KARMA Ação. De acordo com as filosofias orientais, o karma é o princípio de causa e efeito, ou seja, boas ações geram boas consequências; más ações geram más consequências.

KSHATRIYA É uma das quatro varnas ("classe social") da sociedade hindu, que representam guerreiros ou administradores que exercem poder sobre o outro.

MAHALAKSHMI Deusa da abundância e da prosperidade.

MAHAMAYA Na tradição védica, *Mahamaya* ou a "grande ilusão cósmica" é conhecida como o poder da matéria, de tudo aquilo que é transitório e faz os seres humanos se esquecerem da sua real natureza.

MAYA Princípio criador da ilusão da dualidade. De acordo com a cosmovisão da *Dharma Védica*, o estado de consciência que chamamos de sonho é *Maya*, uma ilusão criada pela mente sensorial, que é um aspecto da mente atrelado aos cinco sentidos da percepção (audição, visão, paladar, tato e olfato) e aos cinco sentidos da ação (a fala, os olhos, as mãos e os pés, o órgão excretor e o órgão reprodutor), que é a forma como nos relacionamos com o mundo. Esse sonho pessoal, gerado a partir dessas impressões recebidas de fora, cria um enredo, uma história a respeito de quem somos, do que é verdade, do que é mentira, do que é certo e do que é errado.

NADIS Assim como no corpo físico temos uma corrente sanguínea, um sistema de veias e artérias, no corpo sutil, temos o *nadis*, sistema de condutos por onde circula a energia (*prana*).

NORMOSE Roberto Crema, psicólogo transpessoal e reitor da Universidade Internacional da Paz (Unipaz), cunhou o termo "normose" para se referir ao estado de adormecimento da consciência. A grande maioria das pessoas, desde o nascimento até a morte, não conhece a vida, porque é refém de condicionamentos mentais, o que é semelhante à morte.

PARIVARTAN Termo em sânscrito que significa "transformação" e refere-se mais especificamente à transição planetária, que é uma grande mudança em massa da consciência humana em direção à espiritualidade.

PRAKRITI Termo em sânscrito que significa "natureza", é o jeito único de ser de cada indivíduo. Segundo a cosmovisão Védica, *Prakriti* é a matéria, e o corpo físico é a natureza também. Não há separação entre a natureza interna do ser humano e a natureza como conhecemos.

PRANA Energia vital que circula pelo corpo.

RISHIS Sábios que viviam na Índia há muito tempo e, por dominarem o sânscrito, conseguiram codificar determinadas fórmulas de acesso a quadrantes da consciência, uma ciência que precisa ser estudada por aqueles que estão querendo liberação espiritual. Os *rishis* foram os grandes responsáveis por transmitir conhecimento ou a ciência da autorrealização.

SACHCHA Verdade eterna e irrefutável. No contexto deste livro, muitas vezes se refere a uma linhagem espiritual que tem como objetivo criar uma Era Dourada dentro da Era de Escuridão — a era primitiva — em que estamos vivendo já há alguns milênios. Esses ensinamentos têm como base os vedas.

SADHANA Prática espiritual, autodesenvolvimento, autodisciplina, que tem como objetivo a reconexão com a própria essência e o resgate do divino que existe dentro de cada um.

SANATANA DHARMA Transmitido pelos *rishis* há milênios, o *Sanatana Dharma* é o caminho da autorrealização, a religião eterna.

SANKALPA Resolução espiritual entre a mente e o universo que gera um propósito de vida, é a capacidade de realizar qualquer objetivo e desejo pela força do pensamento. É como um "plano de navegação espiritual", em que o indivíduo direciona sua força de vontade através das cinco partes da oração do *Sankalpa*.

SAT-CHIT-ĀNANDA Termo presente nas escrituras sagradas para se referir ao Ser que somos, que é existência, consciência e bem-aventurança. Em outras palavras: prosperidade, amor, alegria, liberdade e saúde. Tudo aquilo que constrói e une pode ser identificado como Ser ou como aspectos dele.

SATYA YUGA A cosmovisão védica compara o mundo com um touro que vai perdendo suas patas à medida que as pessoas vão se desconectando do seu Ser. Cada pata representa uma era dentro do processo da evolução da consciência. O *Satya Yuga* é a Idade de Ouro, em que o touro ainda está com as quatro patas. É a era da verdade, da luz e da iluminação espiritual. É quando existe a consciência do Ser e os valores espirituais estão bem elevados.

SEVA Serviço prestado ao sagrado de forma desinteressada, que pode ser desde uma caridade em um projeto social até um serviço prestado a um mestre em um *ashram*. O *seva* é também *sadhana* (prática espiritual), que tem como objetivo a purificação do ego e dos maus karmas.

TRETA YUGA É a Idade de Prata. Após milhares de anos, o touro perdeu uma de suas patas. Isso significa que começamos a perder conexão com o nosso Ser. É quando nos valemos do ascetismo, da disciplina e do empenho para manter o estado iluminado.

VEDAS Escrituras sagradas mais antigas que existem na face da Terra, onde nasceu o conhecimento sobre yoga e meditação, os caminhos para iluminação espiritual e para transcendência — hoje muito difundido no Ocidente. Esses conhecimentos foram codificados por sábios há milhares de anos e nos orientam até hoje no nosso desenvolvimento e em nossos estudos.

VRITTIS São "fluxos de consciência" que influenciam a percepção do indivíduo sobre a realidade.

YOGA Ciência da Autorrealização. Técnica milenar contemplado pelas religiões hinduísta, jainista e budista que consiste no alinhamento entre corpo, mente e espírito, ajudando o praticante a se reconectar com sua essência.

DJAGÔ ACADEMIA DO DESPERTAR

A Djagô Academia do Despertar é a oportunidade de estudar de maneira contínua com o acompanhamento direto de Sri Prem Baba, em encontros on-line e ao vivo que acontecem todos os meses. Por meio de sua metodologia simples e acessível, Prem Baba oferece conhecimento que, aliado à prática, auxilia e fortalece o processo de autodesenvolvimento e expansão da consciência. Faça parte inscrevendo-se em djago.com.br.

Siga **@djaago** nas redes sociais.

djago@sriprembaba.org

Instagram **@sriprembaba**

Facebook sachchaprembaba
www.sriprembaba.org
info@sriprembaba.org

Esta obra foi composta por Maquinaria Editorial nas famílias tipográficas FreightText Pro e Proxima Nova, capa em papelão cinza 2,2mm, miolo em Pólen Natural 70g/m², impresso pela gráfica Viena em setembro de 2022.